APERÇU HISTORIQUE

DE

L'ORIGINE DE LA MÉDECINE

PAR

LE Dr HANDVOGEL

PARIS

V. ADRIEN DELAHAYE et Ce, LIBRAIRES-ÉDITEURS

PLACE DE L'ÉCOLE-DE-MÉDECINE

1877

APERÇU HISTORIQUE

DE

L'ORIGINE DE LA MÉDECINE

PARIS. — IMPRIMERIE DE E. MARTINET, RUE MIGNON, 2.

APERÇU HISTORIQUE

DE

L'ORIGINE DE LA MÉDECINE

PAR

LE Dr HANDVOGEL

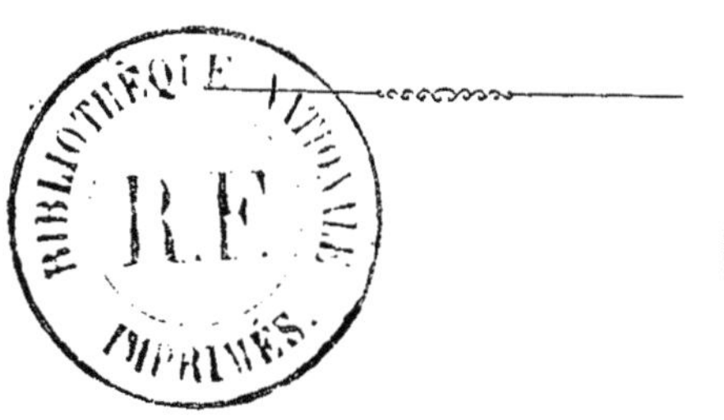

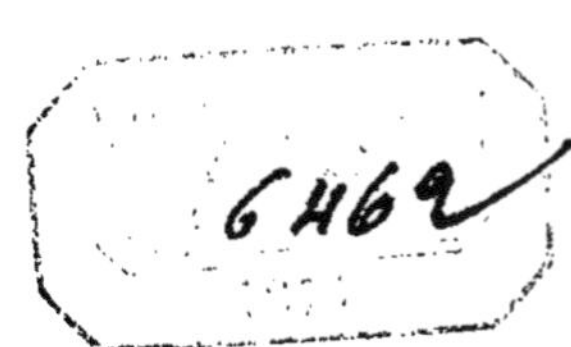

PARIS

V. ADRIEN DELAHAYE et Cie, LIBRAIRES-ÉDITEURS

PLACE DE L'ÉCOLE-DE-MÉDECINE

1877.

A

M. le Docteur Léon LE FORT

PROFESSEUR DE MÉDECINE OPÉRATOIRE A LA FACULTÉ DE MÉDECINE DE PARIS
MEMBRE DE L'ACADÉMIE DE MÉDECINE,
OFFICIER DE LA LÉGION D'HONNEUR, ETC.

A

MONSIEUR M. HADAMARD

PRÉFACE

Le but principal du présent travail est, avant tout, de débarrasser des fables ridicules dont elle est encombrée, la voie qui mène vers la science réelle.

A quoi bon ce ciel fictif, cette comédie céleste, dont on remplissait les livres enseignant l'histoire de notre art?

L'école moderne repousse avec beaucoup de raison la faculté instituée par les divinités imaginaires.

Je n'ai pas la prétention d'apprendre au public médical quelque chose qu'il puisse ignorer complétement, loin de là! Mon ambition est avant tout d'éclaircir quelques points obscurs touchant à l'origine de l'histoire de notre art.

Il est vrai, d'autre part, qu'il est question, dans l'histoire de la médecine, de peuples qui n'ont rien laissé (tout en ayant joué un très-grand rôle dans l'antiquité) qui puisse justifier cette mention; mais ils ne doivent figurer que comme souche probable de ces premières populations du monde dont l'histoire parle tant. —Je termine mon esquisse par un aperçu de la médecine des Hébreux, afin de mieux faire ressortir la différence qui existe entre la médecine que je qualifie d'aventure de celle qui repose sur l'observation et la logique. Que les hommes compétents jugent!

INTRODUCTION

Tout sujet touchant aux temps primitifs est entouré d'un brouillard plus ou moins épais; cette obscurité augmente à mesure qu'on pénètre, pour ainsi dire, dans le chaos de l'origine du monde; là, on ne peut avancer qu'en tâtonnant et à pas incertains.

Il n'est point donné à l'homme de dépasser les limites marquées par la divinité; ceux qui ont oublié ce précepte ont souvent chèrement payé leur témérité. Pas plus intellectuellement que physiquement, l'homme ne peut ni ne doit sortir du cercle tracé par la nature; s'il cherche à franchir les bornes naturelles de son intelligence, il tombe dans le domaine des hypothèses les plus extravagantes, qui le mènent souvent jusqu'à la divagation.

C'est probablement de cette façon que les diverses divinités ont été formées chez les différents peuples de l'antiquité, lesquels, ne pouvant comprendre ni définir la toute-puissance divine d'un Être suprême dirigeant l'univers entier, ont imaginé diverses puissances de degrés différents, et par suite donné naissance au polythéisme.

Ces divinités, présidant au bonheur, au malheur, à la joie, à la peine, à la santé et aux maladies, étaient chargées, en un mot, de punir ou de récompenser.

Dans cet ordre d'idées, les anciens ne sentaient pas le besoin de chercher les causes ni les remèdes des maladies.

C'est évidemment de cette façon, je le répète, que le règne du polythéisme a été établi d'une manière si durable. Des progrès incessants ont fait peu à peu bonne justice de ces aberrations d'esprit des peuples primitifs, bien qu'il nous en reste encore beaucoup trop... pour le malheur du genre humain !

Les fables absurdes, les merveilles excentriques, par lesquelles on signalait autrefois l'origine de la médecine, tendent à disparaître de nos livres d'enseignement.

L'école moderne se rit du système fantasque des anciens, de leurs cures et de leurs guérisseurs merveilleux. Il est juste de reconnaître que c'est un grand progrès d'avoir abandonné les fictions mythologiques; mais l'histoire de notre art a encore besoin d'être épurée sous ce rapport.

Tout en ayant suivi dans cet écrit l'ordre adopté par les travaux les plus récents, j'ai donné plus d'extension à l'histoire de la médecine chez les Hébreux, décrite jusqu'à ce jour, il faut le reconnaître, d'une façon absolument insuffisante.

La science doit être avant tout impartiale, indépendante, exempte de tout préjugé; elle doit accueillir les données scientifiques sans distinction de culte, de race, ni de nationalité; la science est le vrai temple de la liberté, de la liberté absolue; temple où toutes les intelligences ont accès, sans distinction aucune. Ce n'est qu'à ce prix qu'elle peut s'enrichir, à cette condition seule qu'elle peut grandir et arriver enfin à détruire l'obscurantisme, ennemi de tout progrès et *de la vraie civilisation, qui est la religion universelle avant toute autre.*

La science, c'est, je le répète, l'esprit céleste transmis à des intelligences de choix par l'Être suprême; cet élément divin est la véritable source qui alimente les organes de la pensée.

Le premier, l'unique livre qui, dès l'origine de l'homme, ait émis les doctrines les plus conformes aux principes médicaux, c'est incontestablement la Bible.

Tout ce que Moïse a écrit concernant notre art devrait être mis en tête de l'histoire de la médecine.

Oublier les principes, les théories monumentales que le législateur hébreu a légués à la médecine, est plus qu'ingratitude : c'est un crime de lèse-vérité. C'est, je ne crains pas de le dire, la plus grande des injustices qui aient jamais été commises envers un génie tel que Moïse et envers un peuple. Ce n'est pas par quelques phrases banales ou de mesquins éloges qu'on doit rendre justice aux Hébreux, à leur grand législateur et à leurs savants *chachamimes* (sages hébreux) pour ce qu'ils ont fait en médecine, lorsque, d'autre part, on exalte peut-être un peu trop les services rendus par d'autres peuples à des époques bien ultérieures, alors qu'il y avait déjà une voie tracée par le peuple d'Israël (1).

____

(1) C'est évidemment à tort que quelques savants admettent que c'est aux Grecs

Ce n'est pas non plus avec ce dédain majestueux qu'il convient de parler des chachamines et du Talmud, prétendant qu'ils ont emprunté aux Égyptiens, aux Grecs et à d'autres peuples la haute érudition qu'ils ont développée dans toutes les graves questions qu'ils avaient à traiter.

Il n'entre dans l'esprit de personne, je pense, que je veuille atténuer en quoi que ce soit la grande valeur et l'immense mérite des savants et philosophes de l'époque des chachamimes.

Ce que je tiens à constater ici, avant tout, c'est qu'en fait de médecine, la société savante du Talmud n'a rien emprunté à aucune école de ce temps, pas plus aux Grecs qu'aux Romains, ou qu'à toute autre médecine de leur époque. Les chachamimes constituaient une assemblée de savants émérites, qui s'occupaient presque exclusivement des institutions de leur pays, discutant et argumentant toutes les lois bibliques, prenant ces préceptes pour base, préceptes qu'ils ont longuement examinés et développés dans leurs discussions ; car on sait combien le législateur avait pris soin de traiter toutes les questions, et particulièrement celles se rattachant à la santé du peuple hébreu. Mais, le plus souvent, Moïse n'a fait qu'indiquer simplement les lois sous forme d'aphorisme et d'une façon très-laconique. Cette savante compagnie a donc pris pour tâche de développer toutes ces questions, de les discuter d'une façon plus étendue.

Dans ces circonstances, il est facile de juger de la grande érudition de ces hommes, si peu connus et, par cette raison, si mal appréciés jusqu'à ce jour. Cependant, je le répète, ce

surtout que revient l'honneur d'avoir les premiers ouvert le chemin des connaissances médicales. Qu'ils comparent donc avec la Bible !

recueil encyclopédique des chachamimes mérite bien d'être mis en lumière.

C'est précisément le sujet d'un travail spécial, travail exigeant de longues et laborieuses recherches, qui m'occupe actuellement.

APERÇU HISTORIQUE

L'ORIGINE DE LA MÉDECINE

L'ancienne habitude de commencer l'histoire de la médecine par des récits merveilleux, mythologiques, tend à disparaître enfin, grâce à l'esprit moderne et aux recherches continuelles ayant pour but d'éclaircir les questions historiques restées obscures jusqu'à ce jour. Aussi a-t-on vu avec satisfaction M. le docteur Haeser abandonner, en partie du moins, la vieille coutume de ses devanciers.

L'auteur du *Lehrbuch der Geschichte der Medicin*, etc., laissant en grande partie les récits les plus grotesques de côté, donne dans son livre la première place aux Ariens.

On se demande, il est vrai, et ce n'est peut-être pas sans raison, à quel titre le peuple arien est mis en tête de l'histoire de la médecine, ce qu'il a fait pour cette science, quels sont les éléments scientifiques, que les Ariens ont légués à la postérité médicale? J'avoue humblement mon ignorance à cet égard. Après de nombreuses et vaines recherches, je déclare n'avoir rien trouvé, ayant trait à la médecine, qui mérite d'être rapporté; je crois donc que l'auteur allemand n'a fait que suivre l'exemple des chroniqueurs modernes de l'histoire ancienne, qui substituent le peuple arien à la postérité d'Adam et d'Ève, abandonnant ainsi les traditions de la Bible.

LES PHÉNICIENS

Non plus que les Ariens, les Phéniciens, ne nous ont rien laissé, qui ait rapport à la médecine. Cependant l'histoire nous raconte que ce peuple était un des plus actifs de l'antiquité, s'occupant un des premiers de la navigation et du commerce. On se demande alors avec raison, comment il se fait qu'un peuple, aussi intelligent qu'industrieux et guerrier, ne nous ait rien transmis touchant l'art médical, art dont le secours a dû cependant lui être indispensable dans ses expéditions et ses guerres fréquentes.

On attribue aux Phéniciens l'invention de l'écriture, cela aurait dû leur faciliter la manière de nous faire parvenir leurs observations concernant notre art. Néanmoins l'histoire ne nous apprend rien à cet égard.

DE LA MÉDECINE DES INDIENS

Suivant les recherches archéologiques les plus récentes, c'est de l'Inde que nous viendraient les premiers éléments de la science de la médecine. C'est du moins l'opinion de plusieurs savants et aussi de l'auteur de l'*Histoire de la médecine*, etc.

Mais cette opinion ne paraît pas s'appuyer sur une conviction bien arrêtée. M. Haeser reconnaît, lui aussi, combien il est difficile de préciser des faits de cette nature, puisqu'on n'est d'accord ni sur la date des ouvrages, ni sur l'identité de leurs auteurs.

Susruta ainsi que Charaka me paraissent être des personnages mythologiques élèves de Brahma et de Dhavântari, comme Esculape l'était de Chiron.

L'*Ayur-véda*, ouvrage de médecine, le plus important de la littérature médicale indienne, date incontestablement (du moins en partie) d'une époque bien plus récente, et encore cet écrit est-il moins original que ne voudraient le faire croire quelques indologues.

M. A. Weber prétend néanmoins que les Indiens n'ont rien pris des Grecs, parce que, dit-il, dans les anciens ouvrages sanscrits, il n'est jamais question des Grecs (Yavana). C'est, à mon avis, un argument bien faible, pour soutenir une pareille thèse. D'ailleurs qui pourrait nous affirmer que les Indiens n'ont rien emprunté à d'autres peuples qu'aux Grecs? Cette nation n'était pas certainement la seule en relation avec les habitants de l'Inde.

Ctésias (1), médecin de Darius Hystaspus et historien de la Perse et de l'Inde, qui a visité ces contrées avec Darius, ne nous parle presque pas de l'état de la médecine dans ce pays, où il aurait pu apprendre bien des choses ou les mentionner dans ses écrits sans en faire connaître l'origine.

Mon opinion sur l'originalité douteuse de l'ancienne médecine des Indiens me paraît d'autant plus fondée quand on considère attentivement la vaste érudition attribuée à Susruta et à Charaka.

Ces auteurs parlent indistinctement de toutes les branches de la médecine, de la chirurgie, des accouchements, de l'ophthalmologie, de l'otologie avec tant d'érudition, qu'on peut facilement admettre que des documents épars et d'époques diverses ont été réunis et attribués à l'un ou l'autre de ces deux médecins, que

____

(1) Ctésias, qui a accompagné Darius-Hystaspus vers 416 avant J.-C., était médecin et historien de la Perse.

les Indiens considéraient comme des demi-dieux. C'est ainsi que l'ont fait, pour Esculape, les Grecs et les Romains, avec cette différence que ce dernier personnage n'a laissé aucun ouvrage à la postérité.

On prétend que les Védas furent les premiers écrits du peuple indien, qui considérait ces livres sacrés comme émanant de l'Être suprême : Brahma.

L'un de ces quatre livres, l'*Ayur-véda*, s'occupait spécialement de la santé du peuple. D'après la croyance populaire, ce sont les mauvais esprits, les Rakshasas, qui, sous forme de maladies, surprennent l'homme ; selon d'autres opinions un peu plus récentes, les maladies viennent des dieux, des sorciers et des hommes méchants ; tandis que les Aswins, divinités jumelles, ramènent la santé.

D'autres mythes populaires représentent des divinités bonnes et mauvaises se combattant, les unes envoyant les maladies, les autres les écartant et en indiquant les remèdes.

Les prières, les offrandes aux divinités, les plantes cueillies dans des endroits religieux, les drogues consacrées, la magie et la sorcellerie, voilà ce qui constituait la pathogénie et la thérapie, jusqu'à l'organisation médicale faite par les brahmes et nécessitée aussi par le besoin d'améliorer l'état sanitaire du peuple.

D'abord, les brahmes constituèrent une caste spéciale de prêtres-médecins qui ne s'occupaient que des maladies internes.

Les descendants des brahmes formaient la classe des chirurgiens ; puis enfin venaient les Vaïdyas, qui constituaient la caste supérieure des médecins se distinguant par leur haute science.

Chaque praticien ou maître pouvait former de quatre à six élèves.

Les études devaient être commencées à l'âge de douze ans et ne finir qu'avec la dix-septième année.

L'usage des maîtres de ce temps de prescrire à leurs élèves une règle de conduite, aussi bien pour le temps de leurs études que dans l'exercice de leur ministère, était assez répandu chez les peuples antiques. Ces règles, données sous forme de sermon ou de discours, exprimaient toutes à peu près les mêmes idées.

Voici celui de Charaka, traduit du texte sanscrit par M. le professeur Roth :

« L'élève doit avant tout faire bien attention dans le choix des livres d'instruction, et dans ce grand nombre d'ouvrages, choisir les meilleurs ; ensuite s'adresser à un maître instruit, versé dans les connaissances techniques, possédant également des qualités morales irréprochables.

» L'élève doit assidûment étudier l'ouvrage choisi. Le maître, de son côté, dans la réception de son élève, aura soin d'examiner son honorabilité et son origine, sa santé, ses capacités intellectuelles et physiques. »

L'admission des élèves avait lieu en hiver, à l'époque de pleine lune et point dans les jours néfastes (on choisissait une constellation favorable).

La réception se faisait en présence des brahmanes et des médecins, au milieu des sacrifices, des prières, des bénédictions, et chaque élève offrait des cadeaux à son maître. Cette solennité se terminait par une allocution du maître au récipiendaire, conçue à peu près en ces termes :

« L'élève s'engage à être chaste, à s'abstenir de tout excès, à porter sa barbe, à dire la vérité, à ne pas manger de viande, mais avant tout à obéir à son maître et à lui être reconnaissant.

» Le médecin qui veut avoir du succès dans sa pratique, qui désire se faire un nom honorable et gagner le ciel, devra prier tous les jours, le matin en se levant et le soir en se couchant, pour tous les vivants, mais avant tout pour le brahma. Il devra soigner ses malades avec un grand dévouement.

» Il ne convoitera ni la femme ni le bien d'autrui. Dans sa mise, ainsi que dans ses allures, il aura soin d'être simple, de ne pas s'adonner à la boisson et de s'éloigner des mauvaises sociétés.

» Il faut que, dans son langage, le médecin soit agréable, convenable, clair et sans équivoque; mesurant le temps et les distances, il réfléchira, cherchera à s'instruire et à cultiver la science.

» Le médecin devra refuser ses soins aux individus hostiles au souverain, à ceux qui sont en dissentiment avec le peuple, aux gens contrefaits et cachectiques, aux personnes difficiles, très-gravement malades, ou mourantes et enfin aux sauvages.

» Il ne donnera pas ses conseils aux femmes en l'absence du maître ou du gardien.

» Jamais il n'acceptera de cadeau d'une femme sans l'assentiment de son mari ou du gardien.

» Introduit auprès d'un malade, le médecin devra être mis convenablement, entrer la tête baissée, d'un air méditatif, d'attitude ferme, et observer tout avec attention.

» Une fois près du patient, sa parole, sa volonté et sa pensée doivent tendre à établir le diagnostic et le traitement de la maladie.

» Le malade doit ignorer tout ce qui se passe dans sa maison ; il faut lui cacher soigneusement la possibilité d'une fin prochaine, si cela peut lui être nuisible ou l'être à quelqu'un des siens.

» Jamais un médecin, même le plus instruit, ne doit faire parade de son savoir.

» Bien des personnes quittent un médecin, même capable, lorsqu'il parle trop de sa science.

» La médecine n'est cependant pas facile à approfondir, il faut donc y travailler sans cesse et toujours chercher à apprendre les procédés et les perfectionnements des praticiens plus habiles. Celui qui veut s'instruire trouve tout dans la nature pour enrichir ses connaissances : il n'y a que les sots qui ne cherchent pas à en profiter. Ainsi on doit même souvent suivre le conseil d'un ennemi, s'il a reçu l'approbation générale, et s'y conformer. Ensuite, continue le maître, il faut remplir tes devoirs envers les dieux, le feu, les brahmas et les anciens maîtres défunts. Si tu procèdes ainsi, que tous les éléments te soient favorables ainsi que les dieux et le feu! »

Après ce discours du maître, l'élève devait répondre. « Ainsi soit-il. »

Les explications des théories médicales se faisaient à ciel ouvert et souvent sous l'ombrage des arbres. La pratique consistait à visiter les malades; quant aux opérations chirurgicales, les élèves s'exerçaient sur des planches enduites de cire ou sur des fruits juteux tels qu'oignon, citrouille, etc.

Les ponctions se faisaient sur des poches en cuir remplies de liquide.

Pour l'art dentaire, on s'exerçait sur des cadavres ou sur des animaux vivants.

Les élèves accompagnaient leurs maîtres dans leurs excursions ou voyages, soit pour visiter des malades, soit pour faire des provisions de médicaments.

Pour tout cela, il fallait la permission du rajah, qui avait aussi pour mission de surveiller l'exécution des ordres du médecin.

On ne devait pas accepter d'honoraires des brahmanes, des parents ni des malheureux, mais si une personne aisée, après sa guérison, refusait de payer, tout son bien était confisqué au profit du médecin.

Les souverains avaient des médecins particuliers, les uns les accompagnaient à la guerre, les autres avaient pour mission de surveiller le service de la cuisine afin de prévenir les empoisonnements par les aliments (1).

Le ciel d'Indra est assuré aux bons médecins après leur mort.

A la suite de l'impulsion donnée à la médecine par les brahmanes, des ouvrages spéciaux commencent à se faire jour.

Les Ayur-véda d'Atreya et d'Agnivesa auraient été les premiers travaux en ce genre dont Charaka n'aurait fait qu'une reproduction revue et augmentée.

D'après une autre version de la mythologie indienne, ce serait Dhavântari, médecin des dieux, qui aurait rédigé l'Ayur-véda, que Susruta, son élève, aurait écrit sous sa dictée. C'est cela, sans doute, qui a fait supposer que cet ouvrage est de Susruta lui-même.

Il en existe plusieurs traductions; la dernière est de M. le docteur Haessler, sous le titre : *Susrutas Ayur-veda, id est medicinæ systema discipulo compositum* (vol. III, Erlangen, 1844 et 47). Cette traduction laisse beaucoup à désirer, dit-on; le traducteur n'étant pas assez versé dans la langue sanscrite, il s'ensuit qu'il est souvent obscur et même incompréhensible, paraît-il.

L'ouvrage de Susruta est divisé en six parties ainsi disposées :

1° Sutra, livre des principes;

2° Nidana, pathologie;

3° Çârira, construction du corps;

4° Çikitsitâ, thérapeutique;

5° Kalpa, des antidotes;

---

(1) D'après les lois de Manou, le médecin accusé d'avoir fait un faux diagnostic suivi d'un traitement analogue, devait payer une amende. Le codex de Yajnavalkya ajoute : « Si cette faute a été commise sur la personne d'un serviteur ou employé du souverain, l'indemnité doit être plus forte. »

6° Uttaratantra, divers.

L'ouvrage de Charaka est autrement disposé; il est divisé en onze parties, qui sont :

1° Sutra (contenant 50 chapitres, 179 pages), des dogmes et maximes générales;

2° Nidana (8 chapitres, 34 pages), des causes des maladies;

3° Vimâna (8 chapitres, 73 pages), de la nature des trois hu-meurs, prescriptions sur la diète;

4° Çârîra (7 chapitres, 75 pages), de la construction du corps;

6° Judrija (12 chapitres, 24 pages), des visions et autres pro-dromes de la mort;

6° Basâjana (4 chapitres, 20 pages), des essences et élixirs;

7° Vâgîkarana (40 chapitres, 11 pages), des aphrodisiaques;

8° Çikitsitâ (28 chapitres, 265 pages), thérapeutique;

9° Kalpa (12 chapitres, 30 pages), des antidotes;

10° Pankamâdhikarâra (11 chapitres, 58 pages), des diverses évacuations (pour lui au nombre de cinq, purgations, vomi-tifs, etc.);

11° Uttarasidschi (1 chapitre, 11 pages), traitement durant la convalescence.

Il est fort difficile, pour ne pas dire impossible, de juger au-quel de ces deux auteurs appartient la priorité.

En résumé, tout cela est entouré d'un brouillard tellement impénétrable qu'il est impossible d'avancer autrement qu'à tâtons; puisque tout repose sur des hypothèses diversement interprétées.

Je me contente de soumettre au lecteur des faits ayant un intérêt réel, au point de vue de la science, telle que nous la connaissons actuellement, afin de pouvoir mieux établir la com-paraison.

L'anatomie étant une des branches les plus importantes de la science médico-chirurgicale, examinons quel en était le degré de développement à cette époque chez les Iudiens.

On a vu plus haut, comment se faisait l'enseignement de la médecine et surtout de la chirurgie opératoire; il est par conséquent facile de se rendre compte de l'état des connaissances anatomiques.

La dissection et l'examen des cadavres étaient entourés de formalités religieuses qui annulaient tous les avantages qu'on pouvait en tirer pour la science.

L'anatomie se bornait à établir le compte des diverses parties du corps humain.

D'après Susruta, notre organisme est composé de la façon suivante :

1° De sept peaux ;

2° De sept éléments ;

3° De trois cents os ;

4° De vingt-quatre nerfs ;

5° De trois liquides ;

6° De cent sept articulations (mobiles et immobiles) ;

7° De neuf cents ligaments ;

8° De quatre-vingt-dix tendons (les ongles passent pour être la terminaison des tendons) ;

9° De quarante vaisseaux principaux fournissant sept cents branches ;

10° Enfin, de cinq cents muscles.

Tout ce qui est dit sur le cours de divers vaisseaux, artères, veines et nerfs (dont le nombril était considéré comme point de départ) est dépourvu de bon sens et ne repose que sur des raisons fictives.

Les connaissances physiologiques sont au niveau des connaissances anatomiques.

Les éléments primitifs les plus essentiels de l'organisme sont au nombre de trois :

1° L'air, 2° la bile, 3° la mucosité. L'air a sa place sous le nombril.

La bile est logée entre le cœur et le nombril; enfin la mucosité a son siége au-dessus du cœur; ces trois éléments primitifs donnent naissance à sept produits organiques, qui sont :

1° Le chyle, 2° le sang, 3° la chair, 4° le tissu cellulaire, 5° les os, 6° la moelle, et 7° le sperme.

Le chyle fournit le sang, source essentielle de la vie. Le chyle lui-même est aqueux, incolore, il n'acquiert sa couleur rouge que dans le foie et la rate. Le sang forme la chair, celle-ci fournit le tissu qui constitue les os.

Les os, à leur tour, donnent naissance à la moelle qui fournit le sperme.

La constitution du sperme et du sang menstruel est considérée comme identique. Ces deux liquides viennent du chyle, et exigent un mois, au moins, pour que cette transformation soit complète.

Les excrétions, dont le nombre est également de sept, sont les détritus des éléments fondamentaux.

Le corps ne reçoit la vie que de l'âme immortelle qu'il renferme.

Ce qui est dit de la construction ainsi que des fonctions de l'œil, est tout à fait dépourvu de bon sens.

Il est cependant à remarquer qu'au milieu des théories les plus singulières et des idées les plus bizarres, on rencontre parfois des réflexions qui se trouvent, pour ainsi dire, dépaysées dans ce chaos; ce qui fait penser qu'elles pourraient bien ne pas être de source identique, mais bien de date plus récente.

Ainsi que tous les peuples des climats chauds, les Indiens attachaient une très-grande importance à la propreté et à la beauté du corps; aussi la diététique constituait-elle la partie la plus essentielle de la médecine.

Dans la plus haute antiquité on trouve déjà plusieurs ouvrages sur ce sujet.

Manou en parle d'une façon très-étendue dans son ouvrage sur les lois, ouvrage intitulé : *Manova d'Harmasastra.*

On s'y est également beaucoup occupé du choix des boissons, de l'art de faire la cuisine, des soins de la peau, de l'exercice et du repos, mais surtout et d'une façon toute particulière du coït et des stimulants de toute espèce.

On a donné aussi une large place à l'art de prolonger la vie, qu'on prétendait faire durer cinq cents, et même mille ans, à l'aide de procédés superstitieux et d'élixirs merveilleux.

Un nombril bien conformé, une chevelure abondante et des grandes oreilles étaient les avantages qui présageaient une bonne santé et une vie prolongée.

Il était urgent, par exemple, afin de jouir de ces avantages naturels, de suivre le régime que voici :

Toutes les semaines prendre un vomitif, tous les mois se purger et deux fois l'année, aux changements de saison, subir une saignée.

Si la diététique des Indiens paraît trop avancée pour l'époque qu'on lui désigne, la justesse de diagnostic de certaines affections doit nous étonner encore davantage.

A en croire certains indologues (peut-être un peu trop enthousiates) ce peuple aurait déjà fait des recherches sur la température du corps de l'homme, sa couleur, sur la voix, sur les divers bruits respiratoires (1), l'état de la langue, les évacuations alvines et les urines. Mais, la chose la plus surpre-

_____

(1) Laennec n'était donc qu'un plagiaire?

nante, c'est que les documents indiens (1) (documents bien antérieurs à Hippocrate et autres médecins grecs et latins) parlaient déjà du diabète, tandis que les auteurs hellènes et autres n'en disent rien. Les médecins indiens reconnaissaient l'urine des malades diabétiques par le goût.

Le pronostic des médecins de cette contrée, tout en étant parfois juste, est cependant le plus souvent ridicule et même absurde.

Ainsi est-il dit : C'est une chose importante pour établir le pronostic d'une maladie que de connaître l'individualité et le nom du messager expédié pour chercher le médecin, de savoir l'attitude dans laquelle l'envoyé a trouvé le docteur lors de sa visite. Le pronostic serait favorable si le messager avait rencontré le médecin assis sur la place publique, ayant le visage tourné vers l'Orient.

Si du pronostic nous passons au diagnostic, nous voyons attribuer une valeur sérieuse (au point de vue de la connaissance de la maladie) à un grand nombre de circonstances tout à fait extérieures ; par exemple, si l'individu chargé de chercher le médecin rencontre sur sa route des vaches, un chacal, un brahma, une femme et ses fils, une vache avec son veau, une jeune fille bien mise, un cheval emporté, une oie, un âne, etc. ; s'il aperçoit un grand incendie, le médecin doit en tenir compte et modifier son diagnostic d'après toutes les circonstances. Le lieu de naissance du malade était aussi important à connaître.

Les individus dont la profession exigeait de verser le sang des animaux ne pouvaient être admis à aucun traitement; ils étaient soumis à la même loi que les malfaiteurs.

(1) Ces fameux documents peuvent servir d'exemple de la valeur qu'on peut accorder à ces grandes découvertes.

Le médecin ne devait faire suivre aucun traitement aux malades dont le mal s'aggravait tous les ans.

Les moyens héroïques, tels que la saignée, étant interdits pour traiter les brahmes et les chefs, leurs maladies, bien que bénignes (en apparence) prenaient souvent un caractère grave.

Le pronostic était surtout fâcheux pour tous ceux qui considéraient les dieux, les brahmes et les médecins, comme des ennemis. Le pronostic le plus défavorable était posé pour les huit affections suivantes :

1° Les maladies nerveuses (telles que tétanos, paralysie);

2° Gonorrhée (peut-être spermatorrhée);

3° Maladies de la peau;

4° Hémorrhoïdes;

5° Fistules à l'anus;

6° La pierre;

7° Présentation vicieuse de l'enfant à l'accouchement;

8° L'ascite.

PATHOLOGIE ET THÉRAPEUTIQUE

Les maladies se divisaient en deux grandes classes qui se qualifiaient :

1° En maladies naturelles;

2° En maladies surnaturelles.

Ces dernières se subdivisaient en maladies inhérentes à la nature de l'homme, comme par exemple l'éternument, la soif, l'âge, le sommeil, etc.

Puis en maladies primitives accessoires, précurseurs d'autres maladies ou prodromes. Souvent les maladies sont provoquées par des péchés (même par des péchés commis par l'individu lorsqu'il existait sous une autre forme d'individualité (1).

Si la maladie est incurable (karmaja), le malade doit prendre un chemin étroit qui conduit à la mer, et le suivre du côté nord-est jusqu'à la dernière extrémité; là il vivra d'air et d'eau jusqu'à ce que son âme retourne à Dieu. (Wise, 1127 ff., et Manou, p. 175, c. vi, p. 31.)

Les maladies les plus sérieuses sont celles qui proviennent soit du manque, soit de la surabondance de certaines matières élémentaires (mucosité, bile et air), dont l'action s'étend avec la même activité sur tous les fluides physiologiques (tels que le chyle, le sang, etc., II. 1, 80).

De la prédominance d'un des trois éléments dont je viens de parler dépendent les divers tempéraments, puis les maladies de l'enfance, de l'âge mûr et de la vieillesse.

L'âme, comme partie intégrante de l'ensemble de l'univers, cherche à mettre d'accord les éléments fondamentaux, dont l'antagonisme forme les maladies.

L'air contenu dans le corps de l'homme (??) est cause de 80 maladies diverses !!! — Les plus importantes sont : les maladies nerveuses, telles que trismus, tétanos, chorée et les maladies de la peau.

La bile produit 40 formes de maladies. La mucosité en produit 20 (lesquelles ?).

A ces maladies il faut joindre celles qui naissent de la combinaison anormale de diverses humeurs.

Les sécrétions provenant des substances élémentaires étaient considérées comme ayant une grande influence sur l'organisme. Les maladies ordinaires sont les fièvres, les rhumatismes, la goutte, le diabète, l'ictère, les maladies nerveuses, l'obésité et l'amaigrissement.

Parmi ces maladies générales, Charaka comprend aussi les

(1) D'après la croyance et la théorie de la métempsychose des anciens peuples.

fièvres intermittentes et rémittentes des climats chauds, qui occupent une place importante dans ses écrits. Bien que la variole figure parmi les affections indiquées par Charaka (?!), il est certain que cet exanthème n'était point connu des Indiens à cette époque, et qu'une éruption ayant quelque analogie était désignée du même nom. Ce qui a surtout été connu des Indiens, c'est probablement une certaine maladie de la peau se présentant sous plusieurs formes, et que les naturels appelaient Kushta ; les variétés en sont soigneusement décrites, par l'auteur indien.

Une grande quantité de moyens fort énergiques sont recommandés et employés contre cette maladie, tant à l'extérieur qu'à l'intérieur.

Étaient considérées comme maladies (W. II, 172) les syncopes, l'apoplexie, le coup de soleil, l'épilepsie, la folie, la céphalalgie, la prosopalgie et l'hémicrânie.

Les affections des oreilles, du nez surtout, sont au nombre de 31 et celles des yeux de 76. Parmi les maladies des intestins on remarque aussi le choléra indien (*bisuche sitanga*); son traitement consistait, d'abord à faire vomir le malade, ensuite à appliquer des cautères aux chevilles internes des deux pieds, puis à réchauffer le corps.

Susruta ordonnait contre le choléra l'assa-fœtida associée aux astringents, et aussi certains sels minéraux à petites doses dissous dans l'eau chaude. Charaka ajoutait à ces médicaments du poivre blanc et de l'opium (W. II, 263).

L'ingestion des corps étrangers (tels que cheveux, petits cailloux, etc.), pris avec les aliments, était considérée comme pouvant donner lieu à la formation de concrétions intestinales, et même à l'iléus. Dans les cas désespérés, il fallait éloigner ces corps par l'opération, c'est-à-dire par la double section des parois abdominales et ensuite des intestins.

Nous avons déjà vu, plus haut, que les Indiens connaissaient le diabète, et les médecins de ce pays considéraient comme incurable l'individu dont l'urine était mousseuse et sucrée. Cependant ils ordonnaient certaines plantes et recommandaient surtout différentes résines minérales, les mêmes qu'ils employaient contre la lèpre, la gonorrhée, la pierre, l'ictère, la phthisie, etc. (H. II, 102.)

Parmi les maladies des parties génitales, on trouve décrites différentes espèces d'ulcérations et de végétations, ainsi que la gonorrhée.

Lorsque la sécrétion irritante atteint le pénis, elle en gâte la chair et le sang, disaient les médecins indiens, et produit une cuisson qui se transforme bientôt, soit en plaie, soit en petits amas de chair gâtée, ayant la forme d'ombrelles et sécrétant une mucosité sanguinolente. (Ne semble-t-il pas évident qu'ils ont voulu désigner la syphilis?)

Susruta, en parlant des hémorrhoïdes en particulier, décrit certaines formes qui ne peuvent être considérées que comme des condylomes.

Le traitement indiqué contre ces affections est la saignée locale du pénis, et contre les ulcérations des parties, le sulfate de cuivre, le sulfate de fer, l'arsenic blanc, le sel gemme en applications locales pendant qu'on faisait observer une diète plus ou moins sévère. Quant aux bubons, les auteurs indiens recommandaient de ne les ouvrir que lorsqu'on était sûr qu'ils contenaient du pus.

Le peuple croyait cependant que les prières produisaient les mêmes résultats.

Susruta divise les maladies en trois catégories :

1° Maladies qui peuvent se guérir par la simple diète;

2° Maladies qui ne peuvent être traitées que chirurgicalement;

3° Maladies qu'il faut traiter par les moyens pharmaceutiques.

L'action de l'eau, celle du Gange particulièrement, est très-approuvée.

Le lait, ainsi que le beurre de toutes espèces d'animaux, étaient très-employés comme médicaments, même le lait et le beurre de la femme.

Les Indiens faisaient aussi grand usage de différentes sortes d'huiles, de graisses, de miel, de plusieurs espèces de sucre, de vin, etc., dont ils se servaient pour préparer du sirop et des liqueurs.

La saignée se faisait avec un instrument appelé Kutharica ou Brihimuka, instrument ayant quelque ressemblance avec notre lancette.

Avant la saignée le malade devait être frotté avec de l'huile, ensuite il prenait un bain chaud et mangeait une soupe à l'orge ou au riz. L'indication ou la contre-indication des saignées, le choix de la veine, ainsi que les fautes qui pouvaient être commises durant cette opération, sont très-soigneusement décrits.

Les hémorrhagies abondantes, provenant de la blessure de l'artère brachiale par exemple, sont traitées par la compression et au besoin par le fer rouge.

Les ventouses, les scarifications, et les sangsues étaient connues en Asie depuis longtemps. La chaleur jouait aussi un très-grand rôle dans la médecine indienne. On employait, parmi les moyens locaux, le sable chaud, le fer et autres objets élevés à une haute température.

Ces diverses applications se faisaient sur les tempes, le front, les paupières, le bas-ventre; surtout dans les affections du foie et de la rate.

Dans le gonflement de la rate, les médecins indiens se servaient d'aiguilles d'acier rougies au feu, qu'ils enfonçaient profondément dans le parenchyme de cet organe.

M. Wise prétend que ce mode de traitement, ayant toujours réussi est encore employé maintenant.

Les médecins indiens se servaient presque toujours des plantes; Susruta en compte 750 qu'il employait. Cependant les substances minérales passaient pour être les médicaments les plus actifs; ils paraissaient avoir eu de fortes notions de chimie longtemps avant les autres peuples (?).

On attribue à Rasaratna Samochayem un ouvrage ne traitant que des substances médicamenteuses minérales, des métaux en particulier, tels que le mercure, l'arsenic, etc. Le plus estimé de tous était le mercure (1).

Les remèdes devaient être préparés par le médecin lui-même.

Les prières ont une grande influence, autant sur le choix des médicaments que sur leur application.

Pour trouver des bonnes plantes, il était utile de traverser les montagnes et les bois, afin d'apprendre des bergers et des chasseurs à connaître les diverses herbes. Les meilleures viennent de l'Hymalaya. Si elles étaient cueillies et préparées par des laïques ou même par des bramanes, elles perdaient leur effet, de même que lorsqu'elles étaient touchées par des malades ou des femmes en menstruation.

Les médicaments du règne animal, tels que peau, ongles, cheveux, etc., servaient comme fumigations dans les fièvres intermittentes.

Le sang se donnait à l'intérieur comme reconstituant; la chair, l'huile, la graisse, la moelle, l'urine, la bouse de

___

(1) On prétendait que le médecin connaissant l'emploi thérapeutique des racines des plantes était un homme, celui qui avait reconnu la puissance de l'eau et du feu un démon (Asur), celui qui appréciait la force de la prière un prophète, enfin, le médecin qui connaissait la puissance du mercure était un dieu.

vache, etc., s'employaient à l'intérieur et à l'extérieur.

Parmi les minéraux, on ordonnait le salpêtre, la soude, le sel d'ammoniac, le soufre, le mercure, l'argent, le cuivre, le plomb, l'étain, l'antimoine, l'arsenic, le carbonate de fer, et, comme tonique, la poudre de pierres fines.

L'or passait pour le plus puissant des toniques; on l'employait par petites feuilles, passées préalablement six à sept fois par le feu, puis éteint dans divers liquides qu'on faisait boire au malade.

On employait de la même façon l'argent, le cuivre et le fer.

Le sulfure d'arsenic et l'acide arsénieux se donnaient dans les maladies de la peau, la lèpre et la manie.

La madana (*spermacoce hispida*) était considérée comme le meilleur vomitif.

Dans les empoisonnements, les Indiens se servaient de divers mélanges de fruits, tels que de vangeria spinosa, d'asclepias germinata (*azadirachta*, espèce de moutarde indienne); on employait aussi des cucurbitacées amères, du sel gemme, du sulfate de cuivre, et, si l'action de ces antidotes était insuffisante, il fallait y ajouter une infusion de poivre long dans de l'eau.

L'hypérémie se combattait par l'aspiration de diverses odeurs agréables.

Comme purgatif on faisait prendre la racine de convolvulus turpetum; le symplocos racemosa était réservé aux personnes âgées ou faibles. Les enfants ne prenaient que l'huile de ricin.

Ces médicaments devaient être administrés par petites doses, afin de ne pas agir trop fortement.

Plusieurs cucurbitacées servaient comme éméto-cathartiques.

Les lavements étaient préconisés, surtout par les vieux praticiens, contre les maux de ventre et les douleurs de jambes. A cet effet on se servait comme seringue d'une vessie de porc ou d'autres animaux sains, en y adaptant une canule en or ou en argent; le même instrument permettait de faire des injections dans la vessie.

Comme anthelminthique on trouve préconisée la Beringua viranga (*embelia Ribes*), dont on se sert encore actuellement.

Les sternutatoires s'employaient sous quatre formes :

1° En poudre, que l'on reniflait par un tuyau;

2° En vapeurs de résines brûlées;

3° En divers médicaments qu'on introduisait dans les narines, sous forme de pâte ferme arrondie;

4° En fumée de cheveux ou de plumes brûlées, afin de provoquer des vomissements.

Les Indiens combattaient les hémoptysies par certains errhins qu'ils introduisaient dans le nez.

Leurs emménagogues étaient le vinaigre, le vin, le lait, et l'urine de vache. On faisait prendre le calomel et le sublimé comme sialagogues.

Les remèdes employés contre la gravelle et la pierre étaient des plantes qui ne croissent pas en Europe. (Pentaptera, Arjuna plectantus scutellaroïdes.)

Le nombre des médicaments astringents était fort considérable; ils étaient employés dans la diarrhée, la dyssenterie, les ulcérations et les hémorrhagies.

Les fortifiants occupent une très-grande place dans la médecine, surtout pour les fonctions intellectuelles; le lait, le riz, le sucre, l'usage des bains froids, sont signalés comme moyens très-efficaces. Par ce même procédé on traitait aussi avec succès la lèpre.

Parmi les aphrodisiaques, si nombreux et si renommés, on compte, outre les moyens diététiques, les plantes suivantes, *vidara* (Flacroutia cataphracta), *amalaka* (phylanthus Emlica) et autres.

La présence de jeunes femmes, les chansons érotiques, l'époque de la pleine lune, les nuits bien claires, les beaux jardins et une campagne agréable, sont regardés comme des moyens puissants.

Les narcotiques employés sont l'extrait de chanvre indien (hachisch), l'opium ou Aiphena (*araka*) colotropis gigantea, la noix vomique, dont l'action est regardée comme plus puissante.

A la suite de l'énumération de ces divers narcotiques et des poisons dont se servaient les empoisonneurs de profession, sont indiqués les antidotes et les moyens de reconnaître la nature des différents poisons!

Lorsque l'effet de l'ingestion du poison se faisait sentir, on administrait au malade beaucoup d'eau froide, puis un peu plus tard un vomitif, ensuite les antidotes appropriés mêlés au miel et au beurre fondu. Un chapitre spécial est consacré aux morsures des serpents venimeux, dont on connaissait 80 espèces.

Le venin de ces reptiles est divisé en 5 classes, selon le mode d'action du poison qui, croyait-on, se portait, soit sur les intestins, soit sur les os, la moelle, ou enfin sur le sperme.

Les morsures de cette dernière catégorie passaient pour être toujours mortelles (1). Le traitement des morsures des serpents venimeux consistait à serrer, à comprimer fortement le membre, au-delà de la blessure; si la morsure se trouvait placée de manière à empêcher cette précaution, il fallait faire l'excision de la partie mordue ou enfin y appliquer une ventouse sèche, suivie d'une cautérisation.

On conseillait aussi de sucer la plaie; mais si celui qui devait faire cette opération avait une blessure dans la bouche il fallait la couvrir préalablement avec un morceau de vessie. La

______

(1) Analogie avec ce que l'on observe dans le cas de morsure des animaux enragés.

musique était aussi très-recommandée comme remède, à cette occasion.

La saignée s'employait avec avantage dans les empoisonnements.

Susruta indique comme antidotes infaillibles contre le venin des animaux le *trivrit* (convolvulus turpetum) le *bishala* (aconitum ferox), le *madaka* (Brashica latifolia), le *Haridra* (Curcuma longa), etc.

Le plus puissant de tous les antidotes est un mélange de poivre long, de gingembre, de miel, etc., qui peut servir aussi bien à l'intérieur qu'à l'extérieur, et même comme sternutatoire, moyen auquel les Indiens paraissent attacher une grande valeur.

Les médecins indiens connaissaient l'hydrophobie et les effets des morsures des animaux enragés, tels que chiens, renards, chacals, loups et autres animaux; le traitement consistait dans des soins locaux de la plaie, et à l'intérieur, dans l'emploi des antidotes (1).

De la chirurgie et de l'ophthalmologie. — Quelques savants s'extasient (peut-être à tort) sur la grande habileté chirurgicale et la vaste érudition des médecins indiens.

Si pourtant on doit juger d'après les préceptes indiqués par les maîtres, on est en droit de douter de leur haute capacité. Ainsi, on ne devait pas faire d'opération les jours néfastes et seulement après avoir fait des dons aux brahmines.

Durant l'opération, la figure du malade doit être tournée du côté du levant et celle de l'opérateur vers l'occident. Après l'opération, le médecin doit donner des instructions détaillées sur l'endroit où on doit coucher le malade, désignant la place de son lit, puis sur l'application des appareils et la diététique.

(1) Les médecins indiens parlent aussi des femmes venimeuses, dont le venin est tellement fort que leur haleine seule tue tous ceux qui les approchent.

Le nombre des instruments de chirurgie s'élève, d'après Susruta, au chiffre de 127. Des forgerons habiles se chargeaient de garnir les trousses des opérateurs. Les instruments se fabriquaient avec de l'acier que les Indiens connaissaient depuis fort longtemps, paraît-il. Ils étaient très-effilés pour la plupart; mais il y avait aussi des cathéters creux, des pinces et surtout des pinces à polypes; affection très-fréquente aux Indes, dit-on.

Les cautères occupaient une très-large place dans tous les traitements.

Les Indiens employaient dans les affections les plus légères le fer rouge, dont ils abusaient même; le plus souvent c'étaient cependant les substances organiques ou cautères potentiels dont ils usaient; la potasse ne leur était pas inconnue, et son emploi avait des indications spéciales.

Les fractures et les luxations sont comprises dans une seule et même étude; le signe du diagnostic des fractures se trouve indiqué par la crépitation et comme traitement l'extension et la contre-extension, puis l'application d'un appareil et des attelles pour maintenir les parties fracturées. D'après une ancienne théorie, les plaies étaient divisées : 1° en coupures; 2° piqûres; 3° déchirures; 4° plaies par perforation; 5° plaies contuses. Les plaies de la tête et de la face se cousaient ainsi que les plaies du larynx; seulement dans les blessures de cet organe lorsque le malade prenait quelques aliments il devait le faire étant couché.

Les plaies de la hanche, de la poitrine et du bassin passaient pour incurables.

Les hémostatiques en usage étaient le froid, la cendre, l'huile chaude et le bandage compressif; il n'est pas question de ligature des artères.

Les Indiens faisaient cependant des amputations, puisqu'il est dit plus haut que les plaies de la paume de la main causent parfois des hémorrhagies tellement violentes, que l'amputation devient nécessaire.

Plusieurs chapitres sont consacrés à la description du bec-de-lièvre, au percement et à l'ablation du bout de l'oreille, aux abcès, à leur diagnostic, etc.

Dans le chapitre où il est question des tumeurs, se trouve la recommandation suivante : les abcès du sein doivent être ouverts avec beaucoup de précaution, de façon à ne pas blesser les voies lactées, les glandes lymphatiques gonflées doivent être extirpées. Il faut se garder de confondre les hernies avec toute autre sorte de tumeur.

L'auteur indien parle ensuite de l'anévrysme, mais ne dit mot du traitement qui lui est applicable.

Les tumeurs érectiles (téléangectasie) se traitaient par la ligature.

Les pseudoplasmas doivent être complétement extirpés, et afin de prévenir la récidive, on doit panser la plaie avec une pommade arsenicale.

La laparatomie et la suture des intestins, dont parle l'auteur indien, sont certainement deux opérations dignes de placer l'opérateur au niveau des premiers chirurgiens de notre époque... Mais est-ce bien authentique?

Lorsque, à la suite d'une constipation, il survient un gonflement du ventre, le médecin doit prescrire un sudorifique, oindre le malade, puis faire une incision au-dessous du nombril, du côté gauche, à quatre doigts de distance de la ligne médiane, tirer par cette ouverture une portion d'intestin (6 à 7 centimètres à peu près) : l'examiner, et, s'il rencontre un obstacle, l'enlever, en particulier si c'est une pierre (1).

____

(1) *Il est à remarquer qu'à cette occasion, il n'est pas du tout question de volvulus ni d'invagination, qui cependant devaient se produire autant que les autres affections intestinales. L'auteur indien n'en dit mot, il ne parle que d'objets qui obstruent l'intestin.*

La première partie de l'opération terminée, le médecin doit enduire de miel et de beurre la portion de l'intestin exposée à l'air, la remettre à sa place et fermer la plaie abdominale par une suture.

Dans les blessures de l'abdomen provenant d'une flèche (1), le chirurgien devrait d'abord chercher à retirer l'objet morbifique de la partie malade, nettoyer cette dernière, puis rapprocher les lèvres de la plaie, ensuite les faire mordre par des fourmis noires; lorsque cet insecte a produit l'effet désiré, ôter le corps en ayant soin de laisser la tête.

La réunion des plaies d'intestins par des insectes de la classe des coléoptères se fait encore jusqu'à ce jour dans certaines contrées de l'Afrique.

Les prescriptions pour la paracentèse de l'abdomen sont absolument identiques à celles auxquelles on obéit encore actuellement.

Les fistules à l'anus se soignent, soit par l'instrument tranchant, soit par le cautère.

La maladresse des opérateurs, paraît-il, a souvent eu pour résultat une fistule stercorale.

L'auteur indien donne ensuite une description complète de la taille, opération qu'on ne pouvait pratiquer sans la permission du rajah.

La grande analogie qui existe entre la méthode indienne et le mode opératoire de Celse a lieu de beaucoup nous étonner. — Chez l'homme, on cherchait, par diverses manœuvres, à pousser la pierre au fond de l'abdomen, puis l'opérateur introduisait dans le rectum le deuxième et le troisième doigt de la main gauche, maintenant la pierre au périnée; si, pendant ces

____

(1) Tout objet, soit un produit morbide, soit un corps étranger se trouvant dans la cavité abdominale, est signalé en langue sanscrite par le mot FLÈCHE.

manipulations, le malade était pris de syncope, il fallait suspendre l'opération afin de ne pas risquer sa vie.

L'incision du périnée, pénétrant jusqu'à la pierre, devait se faire ensuite, du côté gauche, à deux ou trois lignes du raphé et à 5 ou 6 centimètres de l'anus ; on agrandissait la plaie selon le volume de la pierre et on la retirait avec une spatule de fer.

L'incision périnéale pouvait aussi se faire du côté droit, en évitant de blesser les cordons spermatiques et le rectum (1). Chez les femmes, l'opération se faisait par le vagin.

On trouve aussi dans Susruta la description de reconstitutions plastiques du nez, de l'oreille et de la lèvre, invention provoquée probablement pour remplacer par une opération les parties enlevées à la suite d'une condamnation judiciaire. Voici, d'ailleurs, la traduction du prétendu texte original de Susruta.

« Maintenant, dit-il, je vais expliquer la restauration du nez coupé.

» Le médecin prendra une feuille végétale de la grandeur du nez, puis il posera ce modèle sur la joue (de l'individu à opérer) pour en détacher un lambeau d'égale grandeur ; puis il ravivera les bords cicatrisés du nez, et, après en avoir rapproché le lambeau découpé, maintiendra ces parties par un pansement bien appliqué.

» Après avoir bien réuni les portions indiquées, il s'assurera, avec un tuyau de bois, que le nez est bien formé, puis il mettra une couche d'onguent composé de graisse, de poudre de bois de réglisse et de santal rouge ; enfin il couvrira le tout avec du coton, l'humectant de temps en temps avec de l'huile de sésame. Si la digestion de l'opéré est bonne, on lui fera boire du beurre

---

(1) Durant une année il était défendu à l'opéré de monter à cheval, d'aller en voiture et de se livrer au coït.

fondu ; s'il est robuste, on le purgera conformément à la prescription.

« Celui qui sait que la restauration de la lèvre se fait d'après les mêmes principes que celui du nez, peut hardiment l'appliquer même à un roi. »

Je persiste dans mon opinion, que ces vastes connaissances, attribuées à Susruta seul, sont en majeure partie postérieures à son époque et appartiennent à d'autres auteurs. — Continuons, cependant, à noter les données des indologues et voyons ce qu'ils nous disent des connaissances ophthalmologiques attribuées à Susruta.

Dans le chapitre XVII, en particulier, il est question de la cataracte et de son traitement.

« Maintenant, je vais parler de l'opération que j'emploie avec succès pour guérir la lingança (opacité du cristallin), *vulgo* cataracte ; lorsque ce mal n'est formé que par la phlegme seulement et lorsqu'il n'y a point de complication d'une autre cachexie de l'organisme.

» L'opacité du cristallin se présente sous plusieurs formes : tantôt on l'observe en demi-lune, tantôt elle paraît comme une goutte de sueur ; d'autres fois le cristallin a l'aspect d'une perle. Souvent la lingança est inégale, mince dans le centre, ou striée ou très-claire ; cela arrive surtout aux personnes obèses, transpirant beaucoup, ou bien lorsqu'il fait trop chaud ou trop froid.

» La personne à opérer de la lingança doit être assise et attachée, puis regarder du côté du nez.

» Le médecin expérimenté, après avoir pris toutes les précautions prescrites pour cette opération, saisira avec le pouce, l'indicateur et le médius une aiguille, dont la pointe est taillée en grain d'orge, puis l'enfoncera, plein de confiance, dans le centre de l'œil droit avec la main gauche et réciproquement. »

Les maladies des femmes et des enfants, la grossesse et l'accouchement sont traités d'une façon qui me paraît bien plus avancée encore pour l'époque de Susruta.

Dans ces préceptes de la physiologie indienne, il recommande de ne pas marier la femme avant douze ans et l'homme pas avant vingt-cinq ans; car, d'après lui, les enfants de parents trop jeunes n'arrivent pas vivants à terme; ou, s'ils viennent au monde dans des conditions ordinaires, leur développement n'est pas complet et ils sont généralement faibles de corps et d'esprit.

Susruta admet aussi que la conception est plus certaine durant la période menstruelle. — Mais la doctrine la plus singulière est sans nul doute celle qui admet que la conception peut se faire par un rêve.

Les signes de la conception sont assez bien décrits.

La durée de la grossesse est incertaine; elle se termine entre le neuvième et le douzième mois; mais dix mois est le terme régulier.

Dans le développement du fœtus, les parties dures (les os) viennent du sperme du père, les parties molles et liquides sont formées par le sperme de la femme.

Les idées bizarres qu'émettent les médecins indiens sur le développement et la vie intra-utérine sont évidemment en contradiction flagrante avec les vastes connaissances anatomo-physiologiques attribuées à Susruta et à son école.

Les avortements, vu le climat chaud du pays, sont très-fré-quents; on combat cette disposition par des lotions froides et des fomentations à la même température.

Les femmes de condition élevée se rendent au neuvième mois de leur grossesse dans des huttes construites pour cette circonstance; là, elles sont préparées pour l'accouchement par des lotions et des frictions de toute espèce. On leur fait boire en grande quantité de la tisane d'orge acidulée afin de hâter l'accouchement.

Le cordon ombilical se lie, puis s'attache au cou de l'enfant.

La délivrance d'un placenta s'obtient par la pression extérieure sur le ventre, ou bien en secouant l'accouchée ; on obtient le même résultat en chatouillant le pharynx, afin de provoquer des vomissements.

Le lait de l'accouchée n'est pas nutritif; pour cette raison, on donne au nouveau-né, pendant les trois premiers jours, un mélange composé de la façon suivante : une cuillerée à bouche du premier lait de la mère additionné de miel et de beurre, mélange destiné à agir comme purgatif.

L'accouchée, après six semaines, et selon d'autres seulement après le retour des menstrues, est reconnue libérée des impuretés de ses couches.

Le dixième jour après sa naissance, l'enfant reçoit le nom et aussi la nourrice due à sa caste, laquelle nourrice est examinée et choisie par le médecin.

A l'âge d'un mois on donne à sucer à l'enfant une espèce de pâte ferme faite de miel, de lait, de sucre et de beurre.

Dans le sixième mois, l'enfant quitte le sein et ne s'élève jusqu'à l'âge d'un an qu'avec du lait de vache ou de chèvre.

Yajnavalkya faisait prendre aux jeunes enfants de la viande de chèvre et de perdrix. Dans les maladies de l'enfance les fontanelles étaient soumises à un examen très-minutieux.

Les affections des nouveau-nés étaient généralement attribuées à la sorcellerie; on leur appliquait les médicaments en les répandant sur le sein de la nourrice et en lui faisant prendre les mêmes substances à l'intérieur.

Les moyens principaux, employés dans le premier âge, étaient surtout des vomitifs et des purgatifs.

Dans les accouchements laborieux (dystocies) on employait

des fumigations fétides faites surtout avec la peau du serpent noir. Au nombre des causes pouvant retarder l'accouchement, nous trouvons cité les accidents nerveux (spasme roideur des parties), syncopes (suite des grandes hémorrhagies), les maladies du vagin et des organes voisins. Outre ces accidents, l'auteur indien signale d'autres complications qui rendent l'accouchement souvent impossible sans l'intervention de l'art. Ce sont :

1° Difformité de la tête du fœtus ;

2° Conformation vicieuse du bassin ;

3° Présentation vicieuse du fœtus.

Susruta désigne encore, comme anormale, la présentation de l'enfant par les genoux, les fesses, l'épaule, le thorax, le dos, les côtes et enfin les deux bras et les deux jambes.

Contre toutes ces présentations et positions vicieuses, il indique la version par les pieds et par la tête (en raison de la présentation probablement) (1).

Les enfants morts se présentant mal doivent être extraits (selon les parties qui se présentent) par portion (embryotomie). Tous les instruments employés à cet effet doivent être émoussés au bout.

Le procédé de l'auteur indien pour extraire un fœtus mort dans le sein de sa mère (une flèche) est tellement compliqué, tellement difficile à exécuter, qu'on a peine à croire qu'il l'ait jamais appliqué lui-même tel qu'il le décrit ; voici d'ailleurs la traduction abrégée du texte indien :

« Rien de plus difficile que de retirer un fœtus mort dans le sein de sa mère (une flèche) ; car, dans ces circonstances, il faut par le vagin reconnaître le foie, la rate, les entrailles, l'utérus,

____

(1) Quand on songe à l'origine beaucoup plus moderne de la version et autres opérations obstétricales, on est surpris de trouver ces indications dans l'ouvrage de Susruta.

et opérer par le simple toucher, faire remonter ou descendre, faire changer de place le corps étranger, et s'il est nécessaire l'extirper, l'écraser, le déchirer ou le redresser ; et exécuter toutes ces manœuvres, avec une seule main, sans blesser la mère.

» Dans ces circonstances, avant de procéder à l'opération, il faut que le médecin se recommande à Dieu. »

Parlant des présentations anormales de l'enfant, l'accoucheur indien conseille :

1° Lorsque l'enfant se présente par les pieds, de faire l'extraction ;

2° Dans le cas où un seul pied se présente, il faut chercher à dégager le second et terminer l'accouchement ;

3° Pour la présentation des fesses, il faut faire la version par les extrémités inférieures ;

4° Lorsque l'enfant se présente par le côté, l'auteur indien paraît pencher pour la version céphalique.

J'ai à peine besoin de relever tous ces préceptes merveilleux attribués gratuitement à Susruta, toutes les théories hasardeuses et bizarres qu'on lui prête ; il suffit aux hommes de l'art de les connaître pour les apprécier au point de vue pratique et pour les juger scientifiquement.

Je crois être plus près de la vérité, à l'égard de Susruta, en lui accordant le rôle joué par Esculape chez les Grecs et les Romains, plutôt qu'en en faisant, comme les indologues, un médecin, un chirurgien, un accoucheur, un oculiste, un chimiste, voire même un vétérinaire, en un mot, un homme universel. Si l'on admettait bénévolement tout ce que nous rapportent les savants antiquaires, nous ne serions, nous Européens, émules des écoles modernes, que de pauvres plagiaires des Indiens, qui, plusieurs siècles avant nous, auraient déjà fait les opérations les plus redoutables, telles que la trépanation, la taille, l'opération césarienne, l'embryotomie et tant d'autres.

LES PERSANS

Parmi les peuples de la haute Asie, tels que les Parthes, les Mèdes, les Chaldéens, les Persans seuls méritent d'être mentionnés au point de vue médical.

Ainsi que chez tous les peuples primitifs, c'est dans les livres sacrés, les Zend-Avesta de Zoroastre (1) que nous trouvons, parmi les préceptes religieux et administratifs, les premières prescriptions hygiéniques et médicales.

Pline l'Ancien, dans son ouvrage sur l'histoire naturelle, a noté un grand nombre de cures merveilleuses et de remèdes excentriques attribués aux mages.

Tout en habitant la même contrée, sous le même ciel, et à peu près de la même souche que les Indiens, les Persans n'ont rien emprunté à ce peuple, ni à leurs mœurs, ni à leur législation, ni à leur religion.

Dans la mythologie persane, Thrita avait la même mission qu'Esculape, chez les Grecs et les Romains.

Tandis qu'Ormudz ou Aryma, génie du bien, protégeait la santé publique, Ariman, au contraire, cherchait à la détruire et envoyait les maladies.

Voici les quelques prescriptions du Zend-Avesta que j'ai crues dignes d'être rapportées.

Les femmes, durant l'époque menstruelle, étaient regardées comme impures et devaient être isolées. Lorsque le flux sanguin se prolongeait au-delà de neuf jours, on considérait cet

____

(1) D'après la fable persane, Zoroastre aurait écrit son *Zend-Avesta* sous la dictée d'Ormudz, qui, d'après la mythologie de ce peuple, est la divinité du bien.

état anormal comme l'œuvre du démon, habitant le corps de la femme et qui devait en être chassé à coups de verges.

La femme en couches, était également regardée comme impure pendant six semaines.

Le coït avec la femme en état de grossesse, ou de nourrice, était considéré comme un grand péché.

Les médecins s'occupaient également des maladies des bêtes, et particulièrement des maladies des chiens, lesquels sont en grande estime chez les Persans.

On trouve dans le Vendidad (une partie du Zend-Avesta) une espèce de taxe médicale. Un prêtre avait droit de recevoir les soins du médecin pour une bénédiction. Le chef d'une province devait un attelage de quatre bœufs; pour la femme d'un chef il n'était dû qu'un chameau.

Le gouverneur d'une contrée devait au médecin une bête de charge.

La médecine de Chaldéens étant analogue à celle des Persans je ne trouve rien de particulier à signaler dans l'histoire de ce peuple, qui s'occupait surtout d'astronomie et d'astrologie.

DE LA MÉDECINE DES CHINOIS

Il est difficile de comprendre qu'un peuple qui fait remonter son origine à la plus haute antiquité (6000 ans avant l'ère chrétienne), qui habitait un pays si voisin des Indiens, soit aussi arriéré en médecine, tandis qu'au contraire, nous avons vu combien étaient considérables les connaissances médicales des compatriotes de Susruta.

Doit-on attribuer cette grande ignorance à l'isolement dans lequel ce peuple a toujours vécu?

D'après les recherches dignes de foi, l'histoire des Chinois ne remonterait pas au-delà de deux siècles et demi avant l'ère chrétienne et, on ne peut tenir aucun compte des nombreuses fables dont les Chinois entourent leur origine.

Ainsi, l'empereur Hoang-ti, à qui on attribue une quantité de choses, aurait, dans un ouvrage (*Kuei-Kiug*) exposé tout un système de médecine. On croit que le même personnage est l'auteur d'un livre (*Nuy-Kim*) qui jouit encore à présent de quelque crédit. D'après les dernières recherches, il paraîtrait que cet ouvrage a été rédigé dans les premières années de l'ère chrétienne par un auteur resté inconnu. L'apparition du grand législateur Confucius (Kong-Fou-Tseu), qui a doté la Chine de ses lois religieuses, morales et politiques, pas plus que la présence des missionnaires bouddhistes, n'ont pu faire sortir cette nation de son apathie.

Il ne manque pourtant pas d'ouvrages sur la médecine, mais presque tous sont marqués du cachet d'immobilité, qui constitue le caractère distinctif de ce peuple; je dis presque tous, parce qu'il y a quelques rares auteurs qui ont cherché à rompre avec cette stabilité nuisible à la science.

Le nombre d'ouvrages en ce sens est bien limité. On peut citer le livre : *Zsin-io-zjuan-schu*, d'après lequel toutes les maladies proviennent de causes débilitantes; ce livre aurait déjà trois siècles d'existence. Ensuite un ouvrage intitulé : *Ben-zao-gan-mu*, de Li-schi-tschen, sur l'emploi de l'histoire naturelle en médecine.

Les connaissances anatomiques des Chinois sont absolument nulles, surtout au point de vue chirurgical, puisque, encore à présent, l'anatomie paraît ne pas faire partie de l'enseignement médical.

Il existe pourtant quelques planches anatomiques très-grossièrement faites et auxquelles on attribue plusieurs centaines d'années d'existence.

L'air, l'eau, le métal et le bois sont considérés comme éléments essentiels constituant le corps humain.

Le sang et les esprits vivifiants qui coulent dans nos vaisseaux jouent un rôle important dans la physiologie chinoise, d'après laquelle le sang ferait cinq fois le tour de notre organisme en vingt-quatre heures.

Les Chinois admettent aussi que le foie est le siége de l'intelligence, comme la poitrine celui de l'âme vivante.

Les artères ne diffèrent des veines ni dans leurs fonctions ni dans leur constitution. Chaque partie du corps a une artère. Le nombre des vaisseaux est de 200.

Dans la pathologie, la chaleur, l'humidité, l'esprit (vivifiant) et le sang occupent une place importante.

Le diagnostic s'établit presque uniquement sur l'état du pouls, qui est longuement examiné à trois endroits différents du bras, pendant quelques heures de suite.

Les Chinois prétendent connaître la variole et la vaccination dès les temps les plus reculés; il paraît cependant que cet exanthème s'est montré chez eux à peu près à la même époque qu'en Europe, au XVIe siècle.

Les Chinois font la vaccination en introduisant dans les narines du coton imprégné du virus vaccinal; la vaccination avec le virus de vache ne trouve que peu d'adhérents.

La majeure partie des médicaments est tirée du règne végétal et quelquefois aussi des substances minérales. Il est à remarquer que la pharmacologie est la partie la plus importante de la médecine chinoise.

Le nombre d'ouvrages concernant cette partie de l'art de guérir est relativement considérable.

Le plus important de ces ouvrages ne contient pas moins de 52 volumes.

Le Musée Britannique possède une copie de l'ouvrage de Pun-Tsaou indiquant 1111 médicaments ou substances médicamenteuses.

Les Chinois jugent de l'action d'un médicament d'après le rapport de sa couleur avec l'organe malade; ainsi, dans les maladies du foie, ils ordonnent des médicaments de couleur verte; dans les affections du cœur, des substances de couleur rouge, etc.

Si les Chinois sont peu avancés en médecine, ils le sont encore moins, s'il est possible, en chirurgie et en gynécologie; cette dernière branche de la médecine est presque exclusivement laissée entre les mains des sages-femmes dont l'instruction est loin de répondre à toutes les exigences de l'art des accouchements.

La saignée n'était pas connue des Chinois; ils appliquaient les moxas et l'acupuncture. Ils laissaient les aiguilles en place pendant des journées entières, afin, prétendaient-ils, de donner accès à l'air destiné à agir sur les diverses parties liquides de l'organisme.

Depuis deux siècles seulement, la Chine possède une faculté de médecine, laquelle a pour mission d'instruire seulement des médecins pour les besoins de la cour.

Les élèves doivent eux-mêmes être descendants de médecins. Pour le peuple, chacun peut faire de la médecine; cette profession n'étant soumise à aucun contrôle, le champ reste libre à un grand nombre de charlatans.

L'ouvrage le plus en vogue actuellement est le *Ching-Che-Chun-Ching* ou guide éprouvé de la pratique médicale en 40 volumes, ainsi divisé : Tsa-ching, nosologie, 7 volumes; Luy-Fang, pharmacologie, 8 volumes; Chang-han, pathologie,

5 volumes; We-ka, chirurgie, 6 volumes. Les autres volumes traitent des maladies des femmes et des enfants.

Les hôpitaux n'existaient pas en Chine; il n'y a que quelques années que les Anglais ont établi un hôpital à Changaï pour leurs nationaux.

LES SIAMOIS

Bien que les Siamois aient beaucoup emprunté à la médecine des Indiens et des Chinois, ils ont cependant quelques théories originales. Ainsi, ils admettent deux sortes de membranes blanches : une première qui enveloppe le foie, la rate et le cerveau; une deuxième ressemblant à de la toile usée, disent-ils, et qui couvre les os.

L'ouvrage le plus important des Siamois est le *Pathom-cinda* ou premier miroir, qui admet que l'organisme de la femme renferme cinq sortes de sang :

1° Celui du cœur;

2° Celui du foie;

3° Celui de la chair (muscles);

4° Celui des nerfs;

5° Enfin, le sang des os et des tendons.

C'est à peu près tout ce que je puis rapporter de la médecine de ce peuple.

LES ÉGYPTIENS

Bien que l'histoire des temps primitifs de l'Égypte soit entourée de la même incertitude que celle des autres peuples de l'antiquité, il est presque généralement admis que les Egyptiens possédaient des connaissances plus étendues.

On peut attribuer cette instruction à leur contact avec le peuple hébreu, et aux besoins créés par les circonstances.

Les guerres de Menès, les expéditions maritimes de Ramsès, la construction des pyramides par les peuples opprimés, ont dû faire naître des maladies diverses.

Les hommes des castes supérieures, tels que les prêtres et les savants, furent forcément amenés les premiers à étudier les maladies.

Les prêtres surtout possédaient la confiance du peuple, qui leur attribuait aussi une grande influence auprès des divinités. Menès et son fils Thoth, arrivés au pouvoir par leur supériorité, sont considérés comme les créateurs de toutes les sciences.

D'après la tradition, Thoth aurait laissé quarante-deux ouvrages saints, dont les six derniers volumes ne traiteraient que de la médecine.

Bien que cet art fût presque exclusivement exercé par une certaine classe de prêtres ou pastophores, les historiens grecs, affirment qu'il y avait aussi des médecins laïques payés par l'État.

La rémunération des soins donnés par les prêtres-médecins se faisait d'une façon singulière : on rasait la tête de la personne rétablie, ensuite on mettait les cheveux coupés d'un côté de la balance, le poids de ces cheveux devait être égalisé par l'argent qui constituait les honoraires de ces docteurs de l'âme et du corps.

Cet argent était employé pour l'entretien et le service du temple.

Pendant longtemps on s'est contenté, pour connaître ce qui concerne la médecine des anciens Égyptiens, de ce que nous ont rapporté les auteurs grecs et latins. De nouvelles recherches archéologiques ont fait découvrir des documents importants, qui démontrent d'une façon irrécusable... qu'il nous reste encore beaucoup à connaître, ne serait-ce qu'au point de vue historique.

Le dernier papyrus découvert par M. le docteur Ebers, bien qu'il ne nous apprenne rien de plus que ceux que le savant archéologue, le docteur Brugsch, nous a signalés dans un journal scientifique (1), a néanmoins une grande valeur historique pour la médecine des anciens Égyptiens.

Le livre du fameux papyrus Ebers a pour titre : *Livre des préparations des médicaments pour toutes les parties du corps de l'homme.*

Dans ce papyrus il est indiqué que c'est du temps d'Amenophis Ier (à peu près 3500 après la création et 1822 avant J.-C.) qu'il a été écrit; mais il n'est nullement question de l'auteur ou des auteurs qui ont fourni les diverses notes contenues dans ce document (2).

On a cru, un moment, que le papyrus Ebers (le plus grand et le mieux conservé surtout, paraît-il, de tous ceux qu'on avait trouvés jusqu'à ce jour), nous ferait connaître quelques faits nouveaux; mais, pas plus que les autres, la découverte de M. Ebers n'a pu nous révéler ce qui n'existait pas. Ce sont toujours des prières, des jongleries, des breuvages de toute espèce, des plantes sacrées, des sacrifices, etc., qui constituent le trésor médical.

Mais je vais, pour le moment, laisser le papyrus découvert

(1) *Allgemeine Monatschrift für Wissenschaft und Literatur*, juin 1853.

(2) Il est probable : 1° que les dates primitives auxquelles ont été commencés ces divers papyrus se perdent dans la nuit des temps; 2° que ces écrits ne sont pas l'œuvre d'un seul, mais de plusieurs observateurs, qui ont recueilli les traditions et les ont ainsi transmises de génération en génération. Plusieurs souverains ont fait collectionner toutes ces notes en un seul papyrus et ont conservé ces trésors de santé uniquement pour eux, se faisant même enterrer avec; de là les diverses découvertes de papyrus dans les anciens tombeaux de ces grands personnages.

par M. le docteur Ebers, pour m'occuper de ceux dont M. le
docteur Brugsch a depuis longtemps donné une excellente ana-
lyse dans un journal scientifique paraissant à Braunschweig.
Voici à peu près comment M. le docteur Brugsch nous trans-
met la traduction de ce papyrus, dont j'extrais quelques frag-
ments qui fournissent la preuve suffisante des faibles connaissances anatomiques que possédaient les Égyptiens. « De la
tête partent 32 tuyaux (*sic*) d'où ils puisent le souffle qu'ils
portent dans la poitrine et dans toute les régions du corps. »
Vient ensuite une énumération des vaisseaux pairs qui vont à
la poitrine, aux bras, aux jambes, au cou, etc. Cette description anatomique se termine ainsi :

« Deux vaisseaux se rendent à l'oreille gauche en y portant le
souffle de la vie, deux (autres) vaisseaux à l'oreille droite en y
menant la respiration (air respirable). » Des frictions spéciales
sont indiquées pour chaque paire de vaisseaux en cas de maladie. Le tout se termine par des recettes, des prières à Isis, la
déesse de la santé, et à sa puissante sœur Nephthys. Quant aux
prescriptions ou ordonnances, elles sont au niveau des connaissances médicales en général. Elles consistent en frictions,
onguents, fomentations, etc. On employait déjà, à cette époque,
comme médicaments, les résines, les métaux et les sels, tels
que la térébenthine, le fer, le sel de natrum.

Comme médicaments liquides on se servait souvent de l'eau,
du vin de palmier, du vinaigre, du miel, du lait de femme, de
chèvre, de vache, etc.

On ordonnait aussi parfois les produits des excrétions ani-
males, tels que l'urine d'homme, de femme, de chat, d'âne, de
chèvre, de vache et de lion, les excréments de crocodile et de
quelques oiseaux. La graisse de bœuf, de mouton, de vautour,
le fiel de bœuf trouvaient aussi leur emploi dans la thérapeutique.

On s'est beaucoup occupé de la signification du mot *uchet*, dont parle le papyrus Ebers; le même mot se trouve également dans le document de la bibliothèque de Berlin, que le savant égyptologue, M. le docteur Brugsch, traduit par maladie de la peau. D'ailleurs, d'après l'opinion de M. Ebers, *uchet* est une affection cutanée des plus anciennes, ainsi qu'il le démontre par la date de son papyrus (1). Mais le document archéologique que M. Ebers nous a fait connaître n'atténue en rien le jugement prononcé par M. Brugsch en 1853 dans un journal scientifique paraissant à Braunchweig, sur les connaissances médicales des Égyptiens; lorsqu'il dit « que la médecine de ce peuple ne nous *a rien, absolument rien laissé concernant notre art.* »

Si M. Brugsch parle ainsi des papyrus bien plus récents en date que celui que nous a fait connaître M. Ebers, il est évident que ce vieux document n'a qu'une valeur purement archéologique et ne nous apprend rien de plus que ce que nous en savions par les papyrus depuis longtemps connus. J'aurais volontiers voulu reproduire un fragment de ce document antique; mais il me semble tellement excentrique, tellement naïf, pour ne pas le qualifier autrement, que je préfère le donner dans la traduction allemande, que j'ai lieu de croire fidèle, afin de ne rien lui ôter de son caractère original (2). Une origine divine est

(1) On a cru un moment que la découverte des papyrus dont la rédaction remonte à la plus haute antiquité, aussi bien ceux qui depuis longtemps se trouvent dans différentes bibliothèques que celui que M. le docteur Ebers a fait connaître en dernier lieu, donnerait quelques renseignements importants sur la médecine; mais hélas! ce dernier papyrus n'a fait que confirmer l'opinion que M. Brugsch a émise en 1853 en analysant le papyrus de la bibliothèque de Berlin.

(2) Ich ging hervor aus An (Heliopolis) mit den Grossen von Aahat, den Herren des Schutzes, den Fürsten der Ewigkeit, den Errettenden; ich ging hervor aus Sais mit den Göttermüttern, die mir ihren Schutz gaben.

Sprüche wurden mir vom Herrn des Alls, zu beseitigen das Unheil des Gottes und der Göttin des Kranken und der Kranken.

So viel Capitel da sind von diesem meinem Haupte, von diesem Halse, von diesen attribuée à certaines préparations médicales ; ainsi la déesse Tefunt et la déesse Nut ont indiqué des remèdes contre la maladie du dieu Ra.

Le dieu Set et enfin la déesse Isis ont composé à leur tour un médicament pour le même dieu, dont la tête était malade (peut-être de la teigne?). Conformément aux idées de cette époque, dans le papyrus Ebers, les maladies sont attribuées aux démons ennemis.

L'assistance des dieux était considérée comme partie essentielle du traitement ; un chapitre spécial est consacré aux exorcismes et prières à dire pendant la préparation des médicaments. Voici ce chapitre :

« Qu'Isis daigne me guérir, ainsi qu'elle l'a fait pour Horus en le débarrassant de toutes ses maladies. O Isis! ô grande charmeuse (sorcière) (*sic*) délivre-moi, écarte de moi tous les maux fâcheux et terribles, protége-moi contre le dieu et la déesse du mal et des maladies, ainsi que contre le démon impur. »

Un chapitre spécial traite des paroles que le malade devait réciter en prenant son médicament.

« Viennent les médicaments, vient la guérison des maux du cœur et de toutes les parties du corps. Grande est la puissance des médicaments ! »

Ce qui précède me paraît plus que suffisant pour qu'on puisse juger du peu de valeur scientifique du papyrus Ebers.

Ce que nous pourrions en dire encore ne ferait que démontrer le fait d'une façon plus précise ; il suffira de citer la manière dont sont traitées plusieurs questions importantes et en particulier les vers, l'inflammation d'intestins, les hémorrhoïdes, etc.

Armen, von diesem Fleische, von diesen Körpertheilen, zu strafen den Zauber des Obersten derer, welche einflössen das Unheil in meine Muskeln.

Tout ce bavardage décousu, sans ordre, monotone et souverainement ennuyeux, se prolonge pendant plusieurs pages d'une façon peu attrayante pour le lecteur et sans aucune valeur pratique.

Le climat de l'Égypte prédisposait les habitants de ce pays aux maux d'yeux et à diverses maladies de la peau, aussi les documents de cette époque parvenus jusqu'à nous parlent-ils fréquemment de ces deux affections.

Le gonflement des vaisseaux de l'œil, l'obscurcissement de la vue, le larmoiement, l'écoulement muqueux des yeux et enfin l'hydrophthalmie sont connus et traités par des prescriptions spéciales qui varient quelquefois selon la saison.

C'est ainsi que la plus fréquente des ophthalmies (l'ophthalmie endémique, dite égyptiaque), doit être combattue d'une façon différente, selon le moment de l'année.

Il existe une quantité d'onguents destinés à fortifier la vue, à prévenir une foule d'accidents. Nous assistons pour ainsi dire aux efforts que font ces hommes primitifs pour combattre l'ophthalmie égyptiaque, maladie endémique qui est pour eux un véritable fléau. On indique aussi divers moyens contre les maladies des cheveux, telles que croûtes sur la tête, nouement et dessèchement des cheveux (*plica polonica?*), *ubenu*, divers remèdes contre la gale et autres éruptions, fièvres, démangeaisons aux extrémités, fatigue et faiblesse des jambes, etc. Quant aux fractures, le nombre et la nature des frictions à employer, sont considerables.

Le *metu*, qui joue un grand rôle dans la pathologie de l'Égypte antique n'est, d'après M. le docteur Ebers, autre chose qu'une maladie des vaisseaux sanguins et des nerfs.

La manière de combattre le *metu*, de l'atténuer et de raviver l'organisme consiste surtout en frictions.

Divers traitements sont encore indiqués contre les maladies

de la langue, la céphalalgie, le mal de dents, les maladies du nez, de l'odorat et les affections de l'oreille.

Le papyrus du docteur Ebers contient aussi un grand chapitre, paraît-il, sur diverses maladies des femmes; mais, à part quelques indications pour fixer la durée de la grossesse, le savant archéologue ne nous cite pas autre chose : doit-on en conclure que ce que contient cette pièce archéologique sur les affections des femmes ne présente point assez de valeur scientifique pour être rapporté? D'après tout ce qui précède, on serait assez disposé à le croire. D'ailleurs les lignes qui suivent, et qui proviennent de la même source, n'offrent guère plus d'intérêt pour la médecine.

Il y est traité des soins hygiéniques de l'intérieur des habitations ainsi que de la propreté du corps, conditions qui sont des besoins instinctifs chez les peuples vivant dans un climat chaud.

Il y a aussi des maladies désignées par des noms sans qualification aucune et qu'il faut pour ainsi dire deviner; d'autres sont un peu mieux expliquées; ainsi *hoft*, ou ver, ou tænia, qu'on soigne par une décoction concentrée d'un arbrisseau, *cheb-cheb* que le malade doit boire. *Sery* désigne une inflammation très-disposée à passer en suppuration et qui doit être traitée différemment, selon l'âge du sujet; les adultes seront soignés avec des cataplasmes seulement, les enfants devront boire en même temps une décoction d'un blé spécial coupé avec du lait.

L'*uchet*, dont il a déjà été question plus haut, est décrit avec plus de détails dans ce dernier document. Voici la traduction du papyrus telle qu'elle est donnée dans le texte allemand : « Le bas-ventre est lourd, l'orifice de l'estomac est malade, le cœur brûle, les vêtements du malade sont négligemment portés par lui; une grande quantité de vêtements ne peuvent suffire pour le réchauffer; durant la nuit il est tourmenté par la soif, son goût est perverti, ressemblant au goût d'un homme qui a mangé des figues de sycomore ; sa chair est insensible, ainsi que la chair d'un homme qui est en défaillance ; les évacuations sont pénibles, l'inflammation est dans son bas-ventre ; lorsqu'il se lève il chancelle. »

Le traitement consiste en diverses tisanes, lavements, et à racler l'uchet des cuisses avec un couteau de bois de cyprès.

Le papyrus parle encore de bien d'autres affections, presque toutes relatives aux maladies de la peau, telles que le *sti*, ou éruption aux tempes. *Chonsou, bosou, namaou*, espèce d'inflammation érysipélateuse qu'on traitait avec l'urine de femme et les excréments d'âne dont on faisait des frictions sur la peau.

Zanaroyl, maladie formant à la surface de la peau des grosseurs analogues aux glandes (est-ce comme forme ou aspect extérieur ?) et est soignée par des cataplasmes.

C'est toujours à peu près dans ces termes et avec la même monotonie que sont rédigés tous les papyrus connus jusqu'à ce jour, à peine trouve-t-on, à de rares intervalles, quelques faibles étincelles lumineuses dans ce vaste chaos d'une science naissante.

Différents dessins observés sur plusieurs monuments antiques, les instruments trouvés dans des momies, prouvent suffisamment que les Égyptiens faisaient des opérations de toutes sortes et en particulier des amputations ; qu'ils s'occupaient aussi des maladies d'oreille et même de l'art dentaire, puisqu'on a retrouvé des momies ayant des dents artificielles ; mais sont-ce des dents composées d'une matière ou simplement taillées en os ? C'est ce que nous ne savons pas.

Il y aurait encore bien des pages à remplir, si l'on voulait rapporter ici les descriptions diverses et toutes les excentricités de l'empirisme le plus grossier et du charlatanisme sous les formes les plus variées.

Déjà les premiers médecins grecs considéraient les divers traitements des Égyptiens comme « des farces ridicules » (*sic*).

Le jugement de Galien, qui émet cette opinion, ne me paraît pas exagéré; d'ailleurs, le lecteur est à même d'apprécier.

DE L'EMBAUMEMENT CHEZ LES ÉGYPTIENS

L'idée primitive de l'embaumement semble appartenir aux Égyptiens, du moins ne trouve-t-on rien sur ce sujet dans l'histoire des peuples précités (1).

Quelles sont les raisons qui ont suggéré à cette nation la pensée de préserver les morts de la destruction causée par l'ardeur du climat et par le temps? Est-ce l'affection pour les membres de leurs familles? le respect pour les personnes distinguées? les principes d'hygiène? ou enfin des motifs religieux?

La dernière hypothèse me paraît la plus conforme à la situation et aux idées de ce peuple. La croyance des anciens Égyptiens, que l'âme restait près du corps, tout en l'ayant quitté, tant que l'enveloppe conservait sa forme, est certainement une des causes qui les déterminaient à pousser l'art de l'embaumement au plus haut degré de perfection.

D'autre part, l'accumulation dans de vastes nécropoles d'êtres humains autant que d'animaux, a dû produire des miasmes et des exhalaisons putrides, qui ont eu une influence des plus

______

(1) C'est la Bible qui, la première, nous parle d'embaumement, à l'occasion de la mort de Jacob, que son fils Joseph fait embaumer pour le transporter au pays de Chanaan où il fut enterré.

fâcheuses sur la population; cela est, sans doute, aussi une des raisons qui provoquèrent l'application des moyens destinés à diminuer les effets de la putréfaction.

La position exceptionnelle de certains personnages distingués par leur rang, leur mérite ou leur fortune, a très-probablement été cause de ces améliorations, de ces raffinements de toute espèce qui ont conservé leurs restes mortels jusqu'à nos jours (1).

Il ne m'appartient pas d'entrer ici dans la description détaillée des usages, cérémonies et méthodes de l'embaumement chez les Égyptiens, les ouvrages spéciaux seront évidemment consultés avec plus de profit.

On peut dire que la médecine religioso-mystique et les jongleries de toute espèce ont fait leur dernière étape dans le pays des Pharaons.

Il est facile de conclure d'après tout ce que je viens de dire, que ce sont les Égyptiens qui commencent à nous ouvrir la voie dans l'observation pathogénique et même thérapeutique.

Il est probable, pour ne pas dire certain, que le contact avec le peuple hébreu qui possédait des principes plus conformes à la raison, a puissamment contribué à ce progrès.

DE LA MÉDECINE DES HÉBREUX

De tous les peuples de l'antiquité, ce sont, sans contredit, les Hébreux qui les premiers ont en médecine ainsi qu'en chirur-

______

(1) L'usage de l'embaumement étant entré dans les mœurs des Égyptiens, le droit de faire cette opération devint un privilége accordé à certaines familles les ταρι-χευτος du verbe ταριχεύω, saler) qui comptaient des embaumeurs des deux sexes.

gie, les idées les plus justes et les plus pratiques; ce qui ne serait pas difficile à démontrer par l'histoire.

Afin de mieux suivre le développement historique de la médecine des Hébreux, je l'ai divisée en trois périodes bien distinctes, qui sont :

1° Période traditionnlle ou patriarcale;

2° Période exclusivement biblique ou époque de Moïse;

3ᵉ Enfin, période talmudique.

Ce qui frappera certainement tout d'abord le lecteur, en examinant les différents modes de traitement de ces diverses époques, c'est que, malgré l'espace de temps qui les sépare entre elles, on y remarque toujours une certaine homogénéité dans l'esprit, les tendances et les doctrines.

Les observations présentent constamment le même caractère pratique, le même raisonnement droit.

D'ailleurs, je vais rapporter les différents passages concernant la psychologie, la physiologie, la médecine, la chirurgie, etc., laissant au lecteur le loisir d'apprécier et de juger par lui-même.

Il est à remarquer que dans la Genèse, ou première période biblique, datant de plusieurs siècles avant Moïse (à peu près cinq à six siècles), le peuple hébreu agissait déjà, en médecine, uniquemment d'après certains principes médico-physiologiques. C'est tellement vrai, que les doctrines concernant les diverses branches de la médecine, émises du temps des patriarches, sont en grande partie considérées encore aujourd'hui comme de grandes vérités pratiques.

Ainsi, dans la Genèse, chapitre XVII, v. 12, il est dit : « Tout enfant mâle de huit jours sera circoncis parmi vous, en vos générations, tant celui qui est né dans la maison, que l'esclave acheté par argent de tout étranger qui n'est point de ta race. »

Il est incontestable que c'est la toute première opération chirurgicale que l'histoire de cet art puisse produire.

Instituée par le patriarche Abraham, l'opération de la circoncision présente plus de valeur chirurgicale qu'on ne croit devoir lui en attribuer.

C'est bien à l'occasion de cette opération, en apparence insignifiante, qu'on doit faire remonter les premières observations sur la fièvre traumatique et son caractère spécifique (1).

Cette attention persistante, soutenue, cette volonté d'arracher à la nature ses secrets, d'épier et de noter tous ses mouvements avec la plus scrupuleuse ponctualité, paraît avoir constitué le caractère distinctif des anciens Hébreux; on le remarque en toute circonstance, ainsi à l'occasion des divers phénomènes de la grossesse et de l'enfantement de Sara, etc.

Je dois ajouter que beaucoup de passages de la Bible, tout en ayant un caractère franchement médical, ne se prêtent pas à un grand développement historique.

On peut constater dans les versets de la Genèse, chapitre XXV, v. 22 et 23, où pour la première fois les phénomènes de la grossesse multiple sont mentionnés, que les Hébreux étaient parfaitement au courant de toutes les situations que présentent les divers états du sexe féminin. Ainsi, ils connaissaient les époques de la formation de la femme, la conception, la durée de la grossesse et de la cessation du flux menstruel, en un mot, tous les incidents présentant quelque chose d'irrégulier, d'exceptionnel, dans la vie des deux sexes, furent soigneusement notés par ce peuple observateur (2).

(1) Voir Genèse, chap. XXXIV, vers 25, et l'opuscule *Traitement des affections du prépuce par l'orlatomie*, que j'ai publié en 1873 chez A. Delahaye.

(2) Il était rigoureusement défendu au mari de s'approcher de sa femme et même regardé comme un grand péché, de toucher un objet que la femme aurait retenu entre ses mains durant l'époque menstruelle, la femme étant considérée comme impure.

Il n'est pas moins certain que le peuple hébreu possédait
aussi des connaissances sur le vice honteux de la masturbation et
sur les funestes conséquences de cette manœuvre coupable ; c'est
ce qui est assez clairement expliqué par l'Écriture (chap. xxxviii,
v. 9). Ce qu'il m'importe surtout de faire remarquer ici, c'est
que ces aphorismes, ces préceptes médicaux, ne se trouvent pas
rassemblés dans un ouvrage spécial, mais simplement signalés
dans l'Écriture et presque toujours accompagnés de faits à
l'appui ; c'est ce qui leur donne une véritable valeur pratique
et fait ressortir leur authenticité. C'est encore dans la Bible
qu'on trouve les premiers indices sur l'embaumement, voyez
Genèse, chapitre l, verset 3. On sait, il est vrai, que les Égyptiens ont poussé cet art au plus haut degré de perfection et
que les Hébreux leur ont emprunté cette pratique ; mais il n'est
pas moins prouvé que c'est la Bible qui en parle en premier.

Cet usage n'était point du reste dans les mœurs hébraïques ;
Joseph ne s'était servi de ce moyen, que pour préserver de la
putréfaction le corps de son père durant le temps du transport
au pays de Chanaan, où l'inhumation devait être faite.

Ainsi que je l'ai dit plus haut, la médecine désignée par moi
de traditionnelle se termine avec la Genèse.

L'époque mosaïque commence avec l'Exode ou deuxième
livre de la Bible ; cette partie des livres saints ne nous intéresse que par le récit de la naissance, de la jeunesse de Moïse
et de tout ce qu'il a fait pour rendre libre le peuple d'Israël
et l'organiser ; elle ne mentionne que peu de faits relatifs à
la médecine, si ce n'est que Pharaon, inquiet du grand accrois-
sement du peuple hébreu, pressentant pour ainsi dire le sort
que cette nation lui réservait, ordonna aux sages-femmes
d'exterminer tous les nouveau-nés israélites du sexe masculin.
(Exode, chapitre i, v. 19.)

« Et les sages-femmes répondirent à Pharaon parce que les Hébreues ne sont point comme les femmes égyptiennes; car elles sont vigoureuses, et ont accouché avant que la sage-femme soit arrivée chez elles. »

C'est, il me semble, dans cette partie de l'Écriture sainte, tout ce qui mérite d'être cité au point de vue médical. Dans le Lévitique on trouve plus de faits intéressants à noter. Ainsi chapitre XII, v. 2 : « Si la femme après avoir conçu (1) (Ischoh ki sazria veioldoh Zachar) enfante un mâle, elle sera souillée pendant sept jours, elle sera souillée comme au temps de ses mois (2) ».

Un peu plus loin, dans le même chapitre, v. 5, il est dit : « Si la femme enfante une fille, elle sera souillée deux semaines comme au temps de sa purification. » Ces deux versets présentent dans leur rédaction une différence marquée tout en ayant trait à un acte identique (3).

Dans le chapitre XIII, v. 2 et 3, nous lisons :

« L'homme qui aura dans la peau de sa chair une tumeur, ou gale, ou bouton, et que cela paraîtra dans la peau de sa chair comme une plaie de lèpre, on l'amènera à Aron, sacrificateur, ou à un de ses fils sacrificateur, et le sacrificateur,

---

(1) Le verbe *sazria* (traduit dans la Bible par *après avoir conçu*) étant actif signifie en réalité *qui sèmera*. Les anciens Hébreux croyaient, paraît-il, que durant l'acte de la copulation la femme sécrète un sperme identique à celui de l'homme, et que ce n'est que de la combinaison de ces deux spermes, que le fruit est formé. — Attribuant ainsi à la simple sécrétion de la muqueuse vaginale la puissance qui appartient au sperme de l'homme exclusivement.

(2) Ce verset de la Bible offre pour la physiologie généalogique un très-grand intérêt par l'interprétation que lui donnent certains savants talmudistes, qui soutiennent que la phrase biblique אשה כי תזריע וילדה זכר veut dire que lorsque c'est la femme qui sème « ou qui jouit » (la première), elle accouchera d'un enfant mâle. (Voy. Talmud Bab. Nida, p. 31ª Berachot, p. 60ª.)

(3) Cette distinction dans l'acte de la purification, entre l'enfantement de l'un ou de l'autre sexe, repose probablement sur quelque idée physiologique erronée.

regardera la plaie qui est dans la peau de sa chair, et si le poil de la plaie est devenu blanc, et si la plaie, à la voir, est plus enfoncée que la peau de sa chair, c'est une plaie de lèpre; le sacrificateur donc le regardera et le jugera souillé. »

Même chapitre, v. 4, il est dit :

« Mais si le bouton est blanc en la peau de sa chair, et, qu'à le voir, il ne soit point plus enfoncé que la peau, et si son poil n'est pas devenu blanc, le sacrificateur fera enfermer pendant sept jours celui qui a la plaie. »

On pourrait citer ainsi tout ce chapitre, et d'autres encore afin d'apprécier les vastes connaissances du législateur, la justesse presque moderne de son diagnostic.

La remarquable description des diverses espèces de maladies de la peau, particulièrement de la lèpre, est certainement un chef-d'œuvre dermatologique.

Les signes pathognomoniques indiqués par Moïse, il y a trente-cinq siècles, brillent encore de l'éclat de la plus grande vérité.

Moïse connaissait bien, paraît-il, la nature des maladies exanthématiques, le degré de leur curabilité, il savait aussi distinguer lesquelles des différentes maladies éruptives étaient contagieuses, de celles qui présentaient un caractère bénin. La preuve évidente est l'ordre donné par lui d'éloigner du camp tous les malades atteints d'affections susceptibles d'être transmises à la population du camp hébreu.

Il n'est pas difficile de découvrir dans les descriptions que nous rapporte la Bible, bien des espèces d'affections cutanées que les dermatologues modernes ont classées sous une foule de noms différents.

Déjà les médecins de l'antiquité ont remarqué que, sous la désignation de lèpre, Moïse comprenait plusieurs genres d'affections de la peau.

Il est incontestable que sa préoccupation était, avant tout, de distinguer les maladies contagieuses de celles qui ne l'étaient point; puis de signaler les affections rebelles à tout traitement.

Ayant en vue d'organiser le peuple hébreu, afin d'en faire une nation, Moïse ne pouvait évidemment traiter toutes les questions sociales que d'une façon générale; aussi ne s'est-il appesanti, dans la question médicale, que sur certaines mesures d'hygiène les plus importantes, sur les maladies qu'il jugeait dangereuses, soit par leur contagiosité, leur ténacité, soit par leur fréquence.

Les maladies de la peau occupaient la première et la plus grande place dans la médecine des Hébreux, par la raison très-probable que tumeurs superficielles de toutes sortes, furoncle, anthrax, squirrhe, cancer, le chancre et la lèpre, toutes ces affections appartenaient au groupe des maladies de la peau au même titre que toutes les autres éruptions bénignes.

Si les moyens thérapeutiques laissaient beaucoup à désirer, en revanche les règles hygiéniques étaient d'autant plus sévères.

Ainsi il est dit chapitre XIII, v. 45 :

« Or le lépreux en qui sera la plaie aura ses vêtements déchirés et sa tête nue, et il sera couvert sur la lèvre de dessus et il criera : Le souillé ! le souillé ! »

Même chapitre, v. de 46 à 49 compris :

« Pendant tout le temps qu'il aura cette plaie, il sera jugé souillé, il demeurera seul, et sa demeure sera hors du camp.

» Et si le vêtement est infecté de la plaie de la lèpre, soit vêtement de laine, soit vêtement de lin ; ou dans la chaîne, ou dans la trame du lin, ou de la laine, ou aussi dans la peau, ou dans quelque ouvrage que ce soit de pelleterie.

» Et si cette plaie est verte ou roussâtre dans le vêtement, ou dans la peau, ou dans la chaîne, ou dans la trame, ou dans quelque chose que ce soit de peau, ce sera une plaie de lèpre, et elle sera montrée au sacrificateur. » En lisant le xv° chapitre du Lévitique, ayant pour titre : *Souillure de l'homme et de la femme,* on croirait avoir devant soi l'œuvre d'un auteur des temps modernes, tellement les choses sont traitées méthodiquement et avec connaissance parfaite de divers états pathologiques.

DES RAPPORTS SEXUELS

Toutes les sécrétions anormales provenant des parties génitales de l'homme, ou de celles de la femme, sont soigneusement observées et étudiées, tant au point de vue de leur nature que de leur durée et de leur caractère contagieux.

Le chapitre xviii° du Lévitique, intitulé : *Diverses abominations,* est encore une preuve éclatante de la vaste érudition et de la grandeur du génie de Moïse.

Cet éminent législateur, par ses lois, cherchait à détourner le peuple hébreu des coutumes vicieuses qui étaient en usage chez les autres nations. En parlant des alliances incestueuses et consanguines, Moïse dit :

« Vous ne ferez point ce qui se fait au pays d'Égypte, où vous avez habité, ni ce qui se fait au pays de Chanaan, auquel je vous amène ; et vous ne vivrez point selon leurs statuts. »

Cette loi éminemment morale ne visait pas seulement les mœurs et les convenances sociales. Moïse connaissait certainement les suites fâcheuses que produisent, au point de vue physiologique, les alliances entre proches parents. La science moderne a bientôt sanctionné cette loi salutaire, aussi morale que physiologiquement incontestable. Lorsque plus loin, dans le même chapitre, la loi biblique dit : « Que nul ne s'approche de celle qui est sa proche parente, pour découvrir sa nudité, » le législateur ne précise pas, il est vrai, le degré de parenté qu'il entend désigner par « proche parente »; mais, d'après ce verset, il est supposable que Moïse n'était pas lui-même fixé à ce sujet et qu'il ne pouvait parler que pour les parentés les plus proches. C'est d'ailleurs une question qui, même de nos jours, n'est pas encore bien élucidée et qui demande de longues et minutieuses études.

Bien des endroits du Lévitique mériteraient d'être rapportés, mais j'abrége pour passer à la quatrième partie de l'Écriture, c'est-à-dire aux Nombres.

Dans cette partie de la Bible, ce qui nous intéresse le plus, c'est le v⁰ chapitre, intitulé : *La lèpre, eau de jalousie.*

On y trouve l'indication sur l'usage, le but et le résultat de l'emploi des eaux dites amères, dont la composition n'était connue que des prêtres.

Comment était-elle préparée, c'est ce que l'Écriture ne nous fait pas connaître. Tout ce que nous savons, c'est que c'était un breuvage amer, que le prêtre faisait boire à la femme soupçonnée d'adultère, mélange d'eau où le prêtre avait mis les cendres du gâteau (dit de jalousie) brûlé sur l'autel. (Voir le v⁰ chapitre du IV⁰ livre de la Bible.)

La cérémonie humiliante dans le temple; les paroles solennelles du grand prêtre, en faisant boire à l'accusée le breuvage de l'eau de jalousie; tous ces actes ne pouvaient certainement pas manquer de produire sur la femme soupçonnée un effet des plus fâcheux, qu'elle fût coupable ou non; l'organisme entier devait être ébranlé, de telle sorte que, même en admettant que les préparations administrées aux femmes accusées ne fussent point des breuvages toxiques, seules ces épreuves suffisaient pour provoquer des accidents graves et parfois même mortels.

Par cette instruction médico-légale, on peut juger du degré de développement des sciences accessoires, telles que chimie, toxicologie, etc., sciences dont aucun auteur de l'antiquité ne parle avant le législateur hébreu.

Doit-on admettre, avec l'histoire, cette question problématique que Moïse, élevé à la cour des Pharaons, a puisé toutes ses connaissances dans les institutions égyptiennes seulement, ou devait-il la vaste érudition dont il a fait preuve, dans la Bible, à son propre travail, à son génie?

La seconde hypothèse me paraît plus probable, par la raison, que les lois bibliques ne ressemblent en rien à celles des Égyptiens ni aux lois d'aucun autre peuple de cette époque.

L'originalité de la médecine des Hébreux constitue également son caractère distinctif; les théories et maximes de la Bible n'offrent guère d'analogie avec celles des autres peuples contemporains.

Cette indépendance scientifique, si je puis la qualifier ainsi, est tellement remarquable que les principes du grand législateur sont devenus traditionnels chez le peuple hébreu. Après Moïse les doctrines de la Bible sont reprises en détail, une à une, longuement examinées, discutées par tous les savants du peuple israélite (1).

Les discussions de cette savante compagnie embrassaient toutes les questions du domaine de la médecine et de la chirurgie. Je vais d'ailleurs soumettre au lecteur quelques extraits du Talmud, afin qu'il puisse mieux juger, par lui-même, de la valeur des théories et préceptes de cette école, en les mettant en parallèle avec les autres de ce temps.

Voici d'abord un fragment d'un travail que j'ai fait en 1846 sur le croup.

____

(1) C'est probablement de cette époque que date la formation de la première société des talmudistes (chachamimes).

Dans mes recherches sur le croup n'ayant pas trouvé dans les auteurs anciens des données certaines relatives à cette affection, je me suis décidé à interroger le Talmud à cet égard.

Plusieurs traités de cet ouvrage, que j'ai parcourus, m'ont donné les résultats suivants, qui jettent une nouvelle lumière sur l'histoire de l'affection des voies aériennes.

Traité *Bérachot*, folio 8°, il est dit : « Il y a 903 genres de mort, la plus cruelle de toutes est la mort par l'askera (1).

» L'askera est une maladie qui ressemble à des épines jetées dans la laine tondue et qu'on en veut arracher avec violence, ce qui ne peut s'opérer sans attirer la laine avec. » Plus loin à la même page on lit : « Dans l'askera on sent comme un câble dans l'orifice du larynx ». (*Ibidem.*)

« Quand on aura mangé toutes sortes d'aliments sans boire ensuite de l'eau, on aura pendant la journée l'haleine forte, et dans la nuit on souffrira de l'askera. » (Traité *Tanith*, 2ᵉ sect., folio 276.)

« Les prêtres officiants de la semaine s'assemblaient dans le temple et y jeûnaient le lundi, le mardi, le mercredi et le jeudi : le lundi pour les voyageurs sur mer, le mardi pour ceux du désert, le mercredi afin *de préserver les enfants de l'askera.* »

La diphthérie, ou croup, était encore désignée dans le Talmud sous la dénomination de *sarancha.* Ainsi, on trouve dans le traité *Yoma*, 2ᵉ section, folio 840 : « Rabbi Ismaël, fils de Rabbi José, a rapporté au nom de Rabbi Matthias, fils de Narasch, le précepte : qu'il est permis de saigner en un jour de sabbat un malade atteint de la *sarancha,* parce que sa vie est en danger. » (Voir ma thèse de doctorat. Paris, 18 mars 1846.)

Un très-grand nombre d'observations médicales de toutes

____

(1) Askera est dérivé du verbe hébreu *sachar* סכר qui signifie boucher, fermer.

sortes, analogues à celles rapportées plus haut, se trouvent disséminées dans tous les traités de cette vaste collection encyclopédique du Talmud; on y rencontre des observations d'un très-grand intérêt sur toutes les branches de l'art de guérir, telles que anatomie, physiologie, anthropologie, médecine, chirurgie, accouchement, etc.

Traité *Nida*, 47 *a* et *b*, Talmud Bab.

En parlant de la femme, les chachamimes comparent le sexe féminin, depuis son enfance jusqu'à sa maturité, à l'évolution végétale, c'est-à-dire depuis la floraison jusqu'à l'apparition du fruit.

Les talmudistes ont divisé cet espace de temps en trois périodes, telles que :

Première période, Ketana (petite-fille), depuis l'enfance jusqu'à l'âge de douze ans et un jour.

Deuxième période, Nara (jeune fille), ne dure que six mois.

Enfin, dans la troisième période, elle s'appelle bagueresse, ou demoiselle (depuis sa maturité jusqu'à son mariage ou à l'époque de la cessation des règles).

Je ne puis terminer ce travail sans rapporter une très-intéressante observation de superfétation que je crois unique dans les *Annales de la science* (Talm. Babyl, traité *Nida*, folio 27 *a*) : « Rabbi Menachem raconte qu'il est arrivé qu'une femme a mis au monde deux enfants à trois mois d'intervalle l'un de l'autre ; les voilà devant nous à notre réunion, ils se nomment Jehuda et Jecheskia, fils de Rabbi Jachia.

» L'assemblée demande s'il est possible qu'une femme puisse concevoir deux fois?

» Rabbi Abaya répond alors : C'est probablement une goutte de sperme, qui s'est divisée en deux, et qu'une moitié est venue à sept, tandis que l'autre est allée jusqu'à neuf mois. »

Je ne chercherai pas à expliquer ici ce phénomène extra-

ordinaire consigné d'une façon si précise dans le Talmud ; je
me contente de le reproduire textuellement en le traduisant.
Il me serait facile de rapporter de nombreux faits concernant
toutes les branches de la médecine des Hébreux (1) ; mais,
comme je m'occupe d'un travail spécial sur le même sujet, je
compte y développer plus en détail tout ce qui concerne notre
art chez cette nation antique.

(1) Un savant hébraïsant, M. Wunderbar (Polonais), a fait un travail très-labo-
rieux (écrit en allemand), sur la médecine des anciens Hébreux ; mais, l'auteur n'étant
pas médecin, a conçu son ouvrage en laïque et nullement en homme de l'art ; par
cette raison il laisse beaucoup à désirer.

TABLE DES MATIÈRES

FIN DE LA TABLE.

PARIS. — IMPRIMERIE DE E. MARTINET, RUE MIGNON, 2

LEÇONS THÉORIQUES ET CLINIQUES

SUR LES

AFFECTIONS GÉNÉRIQUES

DE LA PEAU

PROFESSÉES

PAR LE DOCTEUR BAZIN

Médecin de l'hôpital Saint-Louis, chevalier de la Légion d'honneur, etc

RÉDIGÉES ET PUBLIÉES

PAR LES DOCTEURS E. BAUDOT ET L. GUÉRARD

Anciens internes de l'hôpital Saint-Louis.

REVUES ET APPROUVÉES PAR LE PROFESSEUR.

2 vol. in-8°. PRIX : 11 fr.

Le *Traité des affections génériques de la peau* se sépare complétement, par sa forme et par son but, des autres publications de M. Bazin. C'est un ouvrage tout à fait à part, et véritablement sans précédent dans la littérature dermatologique

Son titre indique suffisamment le point de vue auquel s'est placé son auteur. Rejetant sur un second plan les questions de cause et de nature, il a pris pour point de départ l'affection cutanée telle que l'enseigne la tradition de Willan. La chose reste la même, sa signification seule a changé : entité morbide de la peau pour Willan et ses disciples, c'est-à-dire espèce morbide toujours identique et indécomposable, *affection générique* pour M. Bazin, c'est-à-dire phénomène relatif et contingent, symptôme commun à des états pathologiques très-divers.

Expliquons par un exemple la pensée de l'auteur.

Soit l'eczéma. Ce mot rappelle à l'esprit cet ensemble bien connu de phénomènes qui constituent l'eczéma comme affection *sui generis* entre toutes les autres affections de la peau. Voilà le genre, l'affection générique. Mais l'eczéma peut traduire à la peau des causes morbifiques nombreuses, et l'on sait combien ces causes sont puissantes pour en modifier l'aspect et l'allure, par le cachet de spécificité qu'elles lui impriment : de là autant d'affections différentes, et qui toutes réclament une place bien distincte dans le cadre nosologique. Ce sont les espèces du genre.

L'affection générique n'est pas autre chose, absolument parlant, qu'une sorte de résultante ou d'affection-type formée des caractères communs à toutes les espèces qui servent à la constituer : abstraction pure, je le veux bien, mais abstraction qui se dégage entre une telle évidence que les auteurs l'ont prise pour la réalité.

Quelques mots maintenant sur le plan de l'ouvrage, son esprit, ses divisions. Je les emprunte à un article publié tout récemment dans *l'Union médicale* par M. le docteur de Piétra Santa.

« Chaque affection cutanée générique est l'objet de quatre chapitres.

» Le premier est consacré à l'histoire du genre, du symptôme-affection considéré au point de vue de sa forme élémentaire, de son siége, de son évolution, de son diagnostic, de son pronostic et de son traitement. C'est la partie descriptive proprement dite, le fait d'observation pure, le fond commun et à peu près invariable sur lequel vont se détacher toutes les doctrines.

» L'affection générique une fois connue et décrite,

comme individualité distincte, il s'agissait de lui assigner sa place dans le cadre nosologique, et de déterminer le nombre des espèces et variétés qu'elle pouvait comprendre.

» C'est à ce moment (deuxième et troisième chapitres) que l'éminent professeur fait comparaître à la barre tous les dermatologistes les plus distingués. Il nous montre, d'une part, l'école anatomique de Willan, représentée par Bateman, Biett, Rayer, Cazenave, Gibert, Devergie, d'autre part, l'école de Lorry et d'Alibert, avec ses disciples Baumès, Gintrac et Hardy.

» Il va sans dire que M. Bazin se pose en arbitre entre les deux écoles rivales ; et après les avoir opposées l'une à l'autre, après avoir montré leurs divergences, indiqué leurs erreurs, constaté les vices de leurs classifications, il expose dans le quatrième chapitre ses propres idées, initie le lecteur à ses doctrines, précise la place que doivent occuper dans sa classification et le genre et l'espèce. »

Or, tout ceci se répète à propos de chaque affection cutanée.

Tel est, en deux mots, le *Traité des affections génériques de la peau*, ouvrage éminemment classique et pratique, puisqu'il représente, dans son acception la plus large, l'état actuel de la science.

L'élève y trouve un guide assuré pour se diriger dans l'étude si difficile des affections de la peau, et le praticien des indications toujours simples et faciles à saisir pour répondre aux besoins de sa thérapeutique.

OUVRAGES DU MÊME AUTEUR

Leçons sur la scrofule, considérée en elle-même et dans ses rapports avec la syphilis, la dartre et l'arthritis. 1 vol. in-8; 2ᵉ édition, revue et considérablement augmentée. Paris, 1861............ .... 7 fr. 50

Leçons théoriques et cliniques sur les affections cutanées parasitaires, professées à l'hôpital Saint-Louis par le docteur BAZIN, rédigées et publiées par A. POUQUET, interne des hôpitaux, revues et approuvées par le professeur. 2ᵉ éd., revue et augmentée. 1 vol. in-8 orné de 5 pl. sur acier. 1862..................................... .... 5 fr.

Leçons théoriques et cliniques sur la syphilis et les syphilides, professées à l'hôpital Saint-Louis par le docteur BAZIN. 2ᵉ édit., publiée par le docteur DUBUC, ancien interne de l'hôpital Saint-Louis, revue et approuvée par le professeur. Paris, 1866. 1 vol. in-8, accompagné de 4 magnifiques planches sur acier, figures sépia............. 8 fr.
Figures coloriées. 10 fr.

Leçons théoriques et cliniques sur les affections cutanées de nature arthritique et dartreuse considérées en elles-mêmes et dans leurs rapports avec les éruptions scrofuleuses, parasitaires et syphilitiques, professées à l'hôpital Saint-Louis par le docteur BAZIN, 2ᵉ édit., très-augmentée, rédigée et publiée par le docteur BESNIER, revue et approuvée par le professeur. Paris, 1868. 1 vol. in-8........ 7 fr.

Leçons théoriques et cliniques sur les affections cutanées artificielles et sur la lèpre, les diathèses, le purpura, les difformités de la peau, etc., professées à l'hôpital Saint-Louis par le docteur BAZIN, recueillies et publiées par le docteur GUÉRARD, ancien interne de l'hôpital Saint-Louis, revues et approuvées par le professeur. Paris, 1862. 1 vol. in-8..................... . ... 6 fr.

Examen critique de la divergence des opinions actuelles en pathologie cutanée, professées à l'hôpital Saint-Louis par le docteur BAZIN, rédigées et publiées par le docteur LANGRONNE, revues par le professeur. 1 vol. in-8. Paris, 1866..................... 3 fr. 50

Leçons sur le traitement des maladies de la peau par les eaux minérales. 1 vol. in-8. Paris, 1870..................

9 782013 563154